现代外科诊疗与临床护理研究

周　鹏　孙培道　楚善斌　　主编
韩会芹　李金磊　郭燕婷

汕头大学出版社

图书在版编目（CIP）数据

现代外科诊疗与临床护理研究 / 周鹏等主编 . -- 汕
头 ：汕头大学出版社，2024.4
　ISBN 978-7-5658-5278-7

　Ⅰ．①现… Ⅱ．①周… Ⅲ．①外科－疾病－诊疗②外
科－疾病－护理 Ⅳ．① R6 ② R473.6

　中国国家版本馆 CIP 数据核字（2024）第 083536 号

现代外科诊疗与临床护理研究
XIANDAI WAIKE ZHENLIAO YU LINCHUANG HULI YANJIU

主　　编：周　鹏　孙培道　楚善斌　韩会芹　李金磊　郭燕婷
责任编辑：陈　莹
责任技编：黄东生
封面设计：周书意
出版发行：汕头大学出版社
　　　　　广东省汕头市大学路 243 号汕头大学校园内　邮政编码：515063
电　　话：0754-82904613
印　　刷：廊坊市海涛印刷有限公司
开　　本：787mm×1092mm　1/16
印　　张：8.75
字　　数：180 千字
版　　次：2024 年 4 月第 1 版
印　　次：2024 年 4 月第 1 次印刷
定　　价：68.00 元
ISBN 978-7-5658-5278-7

编委会

随着现代医学技术的迅猛发展，外科疾病的诊断治疗以及护理水平飞速上升，许多新理论、新观点、新技术和新疗法不断问世，这就要求临床医师既要有坚实的理论基础、正确规范的诊疗行为，又要有熟练的操作技能。外科是一个风险性较大的专业，规范的诊疗行为将会极大地减少和避免临床工作中的诊治失误。这就促使外科临床医师要坚持不懈地努力学习、刻苦钻研，更快更好地掌握、更新相关领域的知识，以提高自身的医疗水平。为此，我们广泛搜集国内外近期文献，认真总结自身经验，写作了本书。

本书坚持面向临床，注重实用，理论与实践、普及与提高相结合的原则，以临床常见病、多发病为出发点，并对相关的疾病护理进行了总结概述，对临床上经常遇到的疑难问题和应用的重要治疗手段与方法等进行了系统的阐述。

虽然本书的各位作者尽心尽力，查阅了大量参考文献，期望能体现本书的科学与严谨，但是由于作者的水平所限，本书仍难免存在疏漏，如有不妥之处，敬请广大读者批评指正。

目录

第一章　骨科创伤诊疗与护理

第一节　上肢损伤

一、锁骨骨折

锁骨骨折是常见骨折，约占全身骨折的5%。多见于青壮年与儿童，偶见于新生儿产伤。

（一）诊断标准

有外伤史，局部疼痛明显，肩部活动受限。体检局部肿胀、压痛。骨折有移位时可触及骨折端及骨擦感。拍摄锁骨正位X线片可以明确诊断。

（二）治疗原则

1.中1/3骨折

（1）儿童骨折或无移位骨折，用"8"字绷带或锁骨带固定3~4周开始功能锻炼。

（2）有移位时，用"8"字绷带或锁骨带固定4~6周。

（3）手术指证：

①有血管神经损伤需进行探查手术。

②开放骨折。

③多发骨折，尤其同一肢体多发骨折时可适当选择手术。

④骨折不愈合。

⑤年轻女性为美容考虑，可适当选择手术。手术方法为髓内针固定、钢板螺钉固定或外固定架固定。

2.外侧1/3骨折

（1）无移位或移位很小者，可用颈腕吊带保护3~4周。

（2）锁骨远端骨折移位明显时，复位制动困难，可选择手术治疗。

（3）锁骨远端关节内骨折，早期诊断困难。若晚期出现肩锁关节退行性改变，关节疼痛，可以进行肩锁关节融合术或锁骨远端切除术。

3.内侧1/3骨折

内侧骨折合并严重的血管神经损伤时需手术处理，否则用吊带制动4周即可。

二、肩胛骨骨折

（一）肩胛骨体部、肩峰骨折

1.诊断标准

肩胛骨体部骨折多发生在直接暴力后，局部疼痛，肩关节活动受限，常合并胸部损伤，容易造成漏诊，CT检查有助于诊断。

2.治疗原则

常采用保守治疗，颈腕吊带制动3～4周后开始功能锻炼。

（二）肩胛盂、肩胛颈及喙突骨折

1.诊断标准

肩关节疼痛，活动受限，需行X线检查，CT检查有助于明确诊断，以及判断骨折移位程度。

2.治疗原则

无移位或轻微移位者可以保守治疗，颈腕吊带制动。移位较大者需手术治疗。

三、肱骨干骨折

肱骨干骨折较为多见，其移位特点是骨折位于三角肌止点以上时，近位骨折端向前、向内移位，远位骨折端向上、向外移位。骨折位于三角肌止点以下时，近位骨折端向前、向外移位，远位骨折端向上移位。肱骨下段骨折时，其远位骨折端移位的方向随着前臂和肘关节而异，常使骨折端内旋。

（一）诊断标准

（1）局部有肿胀、短缩畸形、压痛、反常活动及骨擦音等。

（2）肱骨干中1/3骨折有时损伤桡神经，出现垂腕、拇指不能外展以及手背桡侧皮肤感觉麻木区。晚期有时可因骨痂的包裹压迫而引起桡神经麻痹。下1/3骨折易发生不连接。

（3）肱骨正侧位X线片很容易诊断。

（二）治疗原则

（1）不全骨折或骨折无移位者，以石膏固定3周，前臂悬吊，练习活动。

（2）大多数有移位的肱骨干骨折，可用手法复位和石膏固定治疗。接近上1/3骨折时，要有超肩关节固定；接近下1/3骨折者，要有超肘关节固定，屈肘90°，前臂中立位，悬吊胸前。

（3）如果骨折手法复位不能达到功能复位，或同一肢体多发骨折及关节损伤，以及合并有血管神经损伤，应做切开复位内固定。一般选用交锁髓内针固定或加压钢板固定。

（4）绝对适应证：

①保守治疗无法达到或维持功能复位的。

②合并其他部位损伤，如同侧前臂骨折、肘关节骨折、肩关节骨折，伤肢需早期活动的。

③多段骨折或粉碎骨折（AO分型：B3、C1、C2、C3）。

④骨折不愈合。

⑤合并有其他系统特殊疾病无法坚持保守治疗者。

⑥经过2～3个月保守治疗已出现骨折延迟愈合现象，开始有失用性骨质疏松的（如继续坚持保守治疗，严重的失用性骨质疏松可导致失去切开复位内固定治疗的机会或增加其风险）。

⑦病理性骨折。

（5）相对适应证：

①从事某些职业对肢体外形有特殊要求，不接受功能复位而需要解剖复位的。

②因工作或学习需要不能坚持较长时间石膏、夹板或支具牵引固定的。

四、肱骨髁间骨折

（一）诊断标准

外伤后肘部肿胀、疼痛，检查时常可见皮下有瘀斑和压痛。肘关节三角关系发生改变，并可触及骨擦音，应同时注意有无合并上肢神经、血管损伤。肘部正/侧位X线片可显示骨折移位情况及损伤分型，CT扫描则可进一步明确骨折线走行及骨折粉碎程度。

（二）治疗原则

1.石膏或夹板固定

仅适宜于Riseborogh and Radin分型的Ⅰ型损伤，一般需制动4~6周，期间应密切随访，一旦发生移位则应尽快进行切开复位内固定治疗损伤。

2.切开复位内固定

对Ⅱ、Ⅲ、Ⅳ型损伤，均应采取切开复位内固定治疗，以争取尽早开始肘关节功能锻炼，争取获得最佳恢复，减少肘部残疾程度。为方便手术中暴露及术后功能康复训练，可采用经尺骨鹰嘴截骨术。

3.全肘关节置换术

对年龄超过60岁的老年患者，骨折粉碎（Riseborogh and Radin分型的Ⅲ、Ⅳ型损伤）且存在骨质疏松者，或骨折不愈合患者，均可采取全肘关节置换术。

五、肱骨髁上骨折

（一）诊断标准

（1）多为摔倒间接暴力致伤。伤后肘关节肿胀、疼痛、活动受限。移位明显者，肘向后方突出。髁上部位明显压痛，有时可及骨擦音及假关节活动。肘后三角关系正常，严重肿胀时，三角关系不清。

（2）肘关节正、侧位X线片，可显示骨折的类型及移位的程度。

（3）应常规检查有无肱动脉损伤以及早期缺血挛缩的体征，并应详细检查有无合并神经损伤。合并神经损伤发生率依次为桡神经、正中神经和尺神经。

（二）治疗原则

（1）无移位骨折，可用上臂石膏托屈肘90°位固定3周。

（2）移位伸展型骨折，可在臂丛或全麻后整复固定。

（3）对肢体肿胀明显，难以行闭合复位时，可先行尺骨鹰嘴骨牵引，待肿胀消退后再行闭合复位石膏固定，或继续行牵引治疗。

（4）骨折不稳定，复位后难以维持复位时，可在闭合复位后，经皮行克氏针穿针固定，并以石膏托保护。3周后去除克氏针开始练习肘关节活动。

（5）出现以下情况时可考虑采取切开复位内固定：闭合复位不成功，Ⅲ型损伤骨折不稳定，骨折端刺入肌肉或皮肤、皮下组织影响复位时，开放性骨折，合并血管损伤。

六、上肢骨折一般护理

（一）非手术治疗护理

1.饮食护理

无基础疾病的患者给予高热量、高蛋白质、高维生素、易消化的饮食，有基础疾病的患者遵医嘱给予相应的饮食。

2.肢体护理

（1）减轻患肢肿胀程度：

①患肢抬高是减轻肢体肿胀的一种简单而有效的方法。骨折部位应高于心脏水平，以利于骨折肢体血液及淋巴液的回流。

②冷敷可以使微血管收缩，通透性降低，减少损伤血管的出血及渗出，减轻肿胀。

③严重的肢体肿胀，应该警惕骨筋膜室综合征的发生，及时通知医生做好相应的处理。

④弹力绷带加压包扎可以通过压迫止血的方式，限制组织的继续肿胀，减少静脉血栓的形成。包扎后观察患肢有无疼痛、麻木感，有无出现皮肤苍白、变凉、颜色改变等，触摸足背动脉搏动情况。若患肢肿胀明显，可根据要求适当调整弹性绷带松紧度。

处理运动损伤及创伤常用PRICE原则，可以有效减轻肿胀和疼痛，避免进一步损伤：保护（protect，P）、休息（rest，R）、冰敷（ice，I）、加压包扎（compression，C）、抬高患肢（elevation，E）。

（2）患肢血液循环：

①严密观察患肢远端和近端的动脉搏动，判断动脉是否受损、血供是否充足。

②严密观察肢端甲床的充盈时间。

③严密观察患肢远端情况，有无剧烈疼痛、肿胀麻木感，有无皮温降低、皮肤花斑及感觉丧失，如出现以上情况则说明肢端血液循环障碍，立即通知医生进行相应的处理。

（3）药物治疗：遵医嘱使用改善血液循环和消肿药物，做好用药观察。

（二）手术治疗护理

1.术前护理

（1）一般护理：患者术前完善相关检查，排除手术禁忌，确保手术安全，做好全面系统的术前护理评估。

（2）病情观察：有基础疾病者，积极治疗原发病。如高血压患者控制血压、糖尿病患者控制血糖等。观察患肢末端血运、温度、肿胀及足背动脉搏动、足趾活动情况，发现问题及时处理。

（3）心理护理：患者骨折后易产生恐惧、焦虑、忧郁等不良情绪。医护人员应该鼓励患者，取得患者的信任，给患者及家属介绍疾病相关知识，做好术前宣教工作，使其树立战胜疾病的信心，以积极的心态配合手术。

2.术后护理

（1）病情观察：术后密切监测患者体温、脉搏、呼吸、血压、疼痛等生命体征，必要时使用心电监护，及时发现病情变化，确保患者手术后安全。

（2）体位护理

①仰卧位：术后给予患者去枕仰卧位，患肢抬高20～30cm，以利于淋巴和静脉回流，减轻肿胀。

②半卧位：用三角巾将患肢悬吊于胸前，不低于心脏水平。

③站立位：离床活动时一般采用三角巾或肩肘带保护，勿下垂或随步行而甩动，以免造成复位的骨折再移位。

（3）导管护理：妥善固定各类引流管，如负压引流管、导尿管等。保持引流管通畅，评估引流液的色、质、量等，发现异常及时报告医生并进行处理。

（4）切口护理：密切观察切口渗血情况，切口周围有无红、肿、热、痛等感染征象。若有渗血、渗液或敷料被污染，及时更换，保持敷料清洁干燥。

（5）疼痛护理：为患者创造安静舒适的环境，引导患者，分散其注意力。护理人员进行各项护理时，动作应轻柔，必要时做好解释工作。评估患者疼痛程度，使用恰当的止痛药。剧烈疼痛者可选用镇痛泵，并指导患者正确使用。

（6）饮食护理：术后根据麻醉方式给予相应的饮食指导。普通患者术后摄入高蛋白、高热量、高维生素、易消化饮食。术后卧床，肠蠕动减慢易发生便秘，可增加粗纤维食物，新鲜蔬果（韭菜、芹菜、香蕉）等，禁辛辣。合并有糖尿病、肾功能不全、心脏病等各种合并症者，结合疾病进行饮食指导。

（三）常见并发症

1.畸形愈合和不愈合

观察患者肢体活动情况，如严重畸形可通过手术复位。

2.僵硬

指导患者尽早进行术后康复训练。

3.感染

（1）保持切口处清洁干燥，定期更换敷料，加强基础护理，勤更换床单及病衣裤。

（2）正确评估创面大小、颜色、有无潜行及窦道、有无异味等，必要时做伤口培养。

（3）观察患者生命体征的变化。

（4）遵医嘱合理使用抗生素，局部使用银离子敷料控制感染，及时根据细菌培养及药敏结果选用敏感抗生素。

4.神经损伤

给予患者夹板固定，注意受压部位皮肤血运情况；每日被动活动腕及手指各关节，防止屈曲挛缩；遵医嘱给予神经营养类药物。

5.血管损伤

正确评估创面出血部位、出血量及血凝块性质；监测生命体征及神志变化，观察患者有无休克早期症状；采用压迫止血法；配合医师做好抢救准备。

（四）功能锻炼

1.抓握拳练习

患侧手握紧拳头，再完全张开。一握一张为1组，每组30个，每次3组，每日3次。

2.主动对指、对掌练习

用大拇指末端指节依次与其余四指末端指节相接触。每组10个，每次3组，每日3次。

3.肘关节主动屈、伸练习

患侧手主动屈曲肘关节至活动度终末位置，再主动伸直至活动度终末位置。每组10个，每次3组，每日3次。

4.肩关节辅助活动

仰卧位，健手辅助患肩前屈、外展、内收、内旋、外旋，每组10个，每次1～2组，每日1次。站立位，躯干前倾后健手辅助患肩前屈、后伸、外展、内收及画圈，每组10个，每次1～2组，每日1次。

5.耸肩练习

站立位，双侧肩部同时抬起，维持5～10秒，再缓慢放下。每组10个，每次2组，每日3次。

6.上臂肌群等长收缩练习

（1）伸肘肌群，坐位下，屈肘90°，前臂旋后位。将前臂置于桌面上（或健侧手上），用力伸肘，动作保持5～10秒，放松10秒。每组10个，每次2组，每日3次。

（2）屈肘肌群，坐位下，屈肘90°，前臂旋后位。将前臂置于桌面下（或健侧手下），用力伸肘，动作保持5～10秒，放松10秒。每组10个，每次2组，每日3次。

（五）出院指导

（1）坚持功能锻炼，循序渐进、劳逸结合、主动训练为主。

（2）保持心情开朗，积极参与康复护理。

（3）遵医嘱按时服药，不随意加药或减药。

（4）保持切口处干燥、清洁，定期换药，10～14天来院拆线，出现异常不适及时就诊。

（5）定期到骨科护理门诊复诊，了解疾病的进一步康复、护理知识，便于更好地恢复健康。

门诊随访，术后1个月、3个月、6个月、12个月摄片复查骨折愈合情况。

第二节　下肢损伤

一、股骨颈骨折

（一）诊断标准

1.临床表现

髋部疼痛，活动髋关节时明显加重。髋关节主、被动活动受限。患肢外旋、短缩，髋关节屈曲、内收。髋部前方压痛。大粗隆上移，叩痛阳性。下肢轴向叩痛阳性。

2.X线表现

股骨颈部分或全部连续性中断，移位的股骨颈骨折常发生股骨头后倾。当X线片未发现明显骨折而患者症状、体征均阳性时，当嘱患者卧床两周，2～3周后再次摄片以明确诊断。另外股骨颈骨折合并同侧股骨干骨折有一定的漏诊率，应予注意。放射性核素扫描或磁共振成像对无移位骨折或隐性骨折的诊断有帮助。

（二）治疗原则

1.新鲜的股骨颈骨折的治疗原则

（1）解剖复位。

（2）牢固内固定。

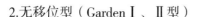

2.无移位型（GardenⅠ、Ⅱ型）

对于无移位或嵌插型骨折可采取保守牵引治疗或手术治疗。由于无移位骨折虽然对位关系正常，但稳定性较差。而嵌插型骨折骨折端嵌入松质骨内其稳定性也不可靠。牵引治疗中有8%～20%发生再移位。因此，目前主张如无手术禁忌证，对于无移位股骨颈骨折也应考虑手术治疗。

3.移位型（GardenⅢ、Ⅳ型）

无手术禁忌证者均应采取手术治疗。

二、股骨粗隆间骨折

（一）诊断标准

1.症状

同股骨颈骨折。

2.体征

患肢外旋及短缩更为显著，常伴有皮下瘀血。

3.X线

正侧位X线片即可明确诊断。伤侧的髋关节内旋位片有助于骨折的进一步分型。

（二）治疗原则

1.粗隆间骨折

治疗的目的在于牢固固定，尽早活动患肢，防止骨折并发症发生。

2.稳定型骨折

可考虑保守牵引治疗。由于保守治疗过程较长，牵引下需卧床8～12周，故骨折并发症发生率较高。因此，如无手术禁忌证则应积极考虑手术治疗。

三、股骨粗隆下骨折

（一）诊断标准

（1）患肢疼痛，明显短缩，外旋畸形。

（2）X线可明确诊断及分型。严重粉碎性骨折，应行对侧股骨全长X线片，有助于确定股骨的长度。

（二）治疗原则

1.治疗目的

股骨粗隆下骨折发生后，在肌肉牵拉下，股骨干发生短缩、外旋，骨折近端向前、外展外旋方向移位。治疗的目的是要纠正上述畸形，恢复内收肌张力。

2.保守治疗

屈膝屈髋各90°位下骨牵引治疗。由于牵引治疗只可纠正短缩畸形，对于其他畸形难以奏效。另外90°/90°体位在成人非常不易维持，所以保守治疗患者卧床时间长，有较高的骨折不愈合率。畸形愈合发生率高。目前认为对于股骨粗隆下骨折应首选手术治疗。

3.手术治疗

（1）钢板螺钉：DHS、DCS、Rechard钉等。

（2）髓内钉：Enden针、Zickel钉、Gamma钉、Bussell-Taylor重建钉、Interten钉等。由于股骨粗隆下生理应力分布不均衡，应用钢板螺钉固定时，钢板断裂发生率较高，故主张尽量选用髓内固定。

4.术后处理

术后48小时允许患者离床扶拐活动，对于稳定型骨折并获牢固固定者可嘱10～15kg部分负重。对于不稳定型骨折应在X线示有连续骨痂出现后部分负重。

四、髋关节脱位

（一）髋关节后脱位

1.诊断标准

（1）临床表现：有明确的外伤史，尤其是髋关节在屈曲或屈曲内收位发生车祸时。髋痛、主动活动丧失，被动活动时疼痛加剧。髋关节处于屈曲、内收、内旋畸形，下肢缩短。股骨头上移、大粗隆位于Nelaton线后上方。当合并髋臼后壁骨折时，股骨头可卡在骨折处而使下肢外观不典型。

（2）影像学检查：摄双髋关节X线正位、患髋髂骨斜位及闭孔斜位，可确诊髋关节后脱位，同时可发现或除外髋臼、股骨头及相邻部位的骨折。

2.治疗原则

（1）髋关节脱位应尽早复位，以利于髋关节周围软组织修复和预防股骨头缺血坏死。如在麻醉后不能复位或整复后不能维持股骨头与髋臼的正常同心圆位置，常表明有软骨块或软组织嵌顿，应切开复位。

（2）复位后处理，复位后立即摄X线片证实，有时可发现由于复位造成的骨折或术前未发现的骨折。复位后，应行皮肤牵引2周，间断行关节外展及半屈曲活动，利于营养关节软骨。在关节活动恢复并无不适时，开始逐渐负重。

（二）髋关节前脱位

1.诊断标准

（1）有明显外伤史，特别是髋外展位时。

（2）当脱位至髋臼上方（髂前上棘或耻骨型）时，患肢较健侧长，髋处于外旋位畸形。在髂前上棘或腹股沟处可触摸到股骨头。当脱位至髋臼下方（闭孔或会阴型）时，髋处于外展外旋及不同程度的屈曲。在闭孔处可触摸到饱满。大粗隆均在Nelaton线前方。

（3）髋部X线平片可确诊。

2.治疗原则

（1）对于单纯性前脱位应当尽快闭合手法复位，复位要迅速及时，力争在12～24小时完成。切开复位仅在复杂性前脱位病例如合并关节内骨折、手法复位反复失败或已形成陈旧性髋关节前脱位时才采用。

（2）复位后处理：皮肤牵引3～4周，应避免患肢外展引起再脱位。患肢牵引下可轻微活动以利于营养软骨，去掉牵引后扶拐离床逐渐负重行走，大约在伤后12周逐步恢复至正常。

五、股骨干骨折

（一）诊断标准

1.临床表现

股骨干骨折临床诊断容易，表现为股部疼痛畸形肿胀和大腿短缩。因为多数骨折是由于高能量损伤引起，合并其他损伤常见，所以全面体检非常重要。骨科诊断要全面体检整个肢体，观察骨盆和髋部是否有压痛，骨盆或髋部骨折可以有局部的瘀血和肿胀。

2.影像学检查

摄股骨干X线片一定包括髋关节和膝关节，以免漏诊股骨颈骨折和髋关节脱位。应仔细阅读X线片，确定骨折的类型、骨的质量、骨缺损情况、骨折粉碎情况、软组织积气及骨折所致的短缩程度。

（二）治疗原则

1.急救处理

处理低血容量性休克，应观察有无脂肪栓塞综合征（FES）和急性呼吸窘迫综合征

（ARDS）的发生，并做相应的治疗。

2.非手术治疗

（1）2周岁以内幼儿行悬吊牵引治疗。

（2）2~10岁儿童行皮牵引治疗。

（3）有手术禁忌证的患者，行胫骨结节或股骨髁上牵引，把患肢放置于Brown架或Thomas架，牵引重量为体重的1/8~1/7，牵引期间不断复查调整牵引重量。

3.手术治疗

10岁以上患者的股骨干骨折都有很明显的手术指征，闭合或切开复位进行内固定有利于早期功能锻炼，减少住院时间。根据患者情况、骨折类型和医疗条件选择不同的内固定方法，髓内针为首选方法，常用的内固定方法有以下几种：

（1）股骨上1/3骨折：内固定方法有普通髓内针和带锁髓内针、角钢板、DHS、DCS。

（2）股骨中1/3骨折：普通髓内针和带锁髓内针、宽钢板。

（3）股骨下1/3骨折：带锁髓内针、DCS、90°角钢板。

（4）严重开放的股骨干骨折：可选用外固定架治疗。

六、距骨骨折

（一）诊断标准

（1）轻度移位骨折仅有踝部前方肿痛，易漏诊。

（2）距骨颈Ⅱ型、Ⅲ型、Ⅳ型骨折常易见，跟骨前移及内翻，或内踝后方隆起等畸形。

（3）距骨体Ⅱ型、Ⅲ型骨折时，踝关节内外侧肿胀，压痛明显。

（4）CT检查对确定骨折类型和关节面的受累情况有帮助。

（二）治疗原则

（1）无位移骨折及距骨头骨折常用小腿石膏前后托固定8~10周，去石膏后不负重练习关节活动4周。

（2）距骨颈Ⅱ型骨折首选闭合手法或撬拨复位，再用石膏、克氏针或空心钉固定。闭合复位失败，应像距骨颈Ⅲ型、Ⅳ型骨折一样，及时切开复位，可吸收钉或埋入式螺钉内固定，术后是否石膏外固定由医师根据术中情况决定。

（3）距骨体Ⅰ型骨折的治疗同无位移骨折。涉及关节面者亦可切开复位螺钉固定。Ⅱ型骨折的治疗同距骨颈Ⅲ型、Ⅳ型骨折。Ⅲ型骨折可根据骨折粉碎程度，选择切开复位

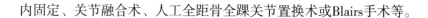

内固定、关节融合术、人工全距骨全踝关节置换术或Blairs手术等。

七、足部骨折

（一）诊断标准

（1）大部分足部诸骨位于皮下，骨折后局部肿胀、压痛、畸形明显。

（2）拍摄足部正、侧斜位片及特殊位置平片是必要的，常因足部各骨形态特殊、拍片重叠及籽骨、跗骨的出现而致漏诊及误诊。

（3）体检时注意软组织损伤情况及是否有足筋膜间室综合征的出现。

（二）治疗原则

1.跖骨骨折

多数骨折可以通过非手术方法得到满意的疗效。其中第一跖骨由于比较粗大，很难骨折，一旦发生骨折则更应积极处理，以尽快最好地恢复足的负重功能。在跖骨头骨折时，通常是完全关节内骨折，跖骨头无关节囊附着，向跖侧及外侧成角，手术可以应用细克氏针固定。对于第五跖骨基底骨折（Jones骨折），根据具体损伤类型，可以采用加压包扎、石膏固定或拄拐治疗，若发生不愈合可以应用切开复位螺钉内固定治疗。

2.跗骨骨折与跖跗关节脱位

由于跟骨及距骨较为特殊另作他述，本处仅指楔骨、足舟状骨及骰骨。多数这些骨的骨折可以采用非手术疗法，但对于大的骨折移位应予以手术复位内固定。对于跖跗关节脱位应先试行手法复位，若复位失败或极其不稳定可以应用克氏针或螺钉固定。

八、下肢骨折一般护理

（一）手术治疗护理

1.术前护理

（1）一般护理：患者术前完善相关检查，排除手术禁忌，确保手术安全，做好全面系统的术前护理评估。

（2）病情观察：有基础疾病者，积极治疗原发病。如高血压患者控制血压、糖尿病患者控制血糖等。观察患肢末端血运、温度、肿胀及足背动脉搏动、足趾活动情况，发现问题及时处理。

（3）心理护理：患者骨折后易产生恐惧、焦虑、忧郁等不良情绪。医护人员应该鼓励患者，取得患者的信任，给患者及其家属介绍疾病相关知识，做好术前宣教工作，使其树立战胜疾病的信心，以积极的心态配合手术。

2.术后护理

（1）病情观察：术后密切监测患者生命体征，必要时使用心电监护，及时发现病情变化，确保患者手术后安全。

（2）体位护理：患肢功能位抬高，有利于静脉血液、淋巴回流，可减轻肿胀。

（3）导管护理：妥善固定各类引流管，如负压引流管、导尿管等。保持引流管通畅，评估引流液的色、质、量等，发现异常及时报告医生。

（4）切口护理：密切观察切口渗血情况，切口周围有无红、肿、热、痛等感染征象。若有渗血、渗液或敷料被污染，及时更换，保持敷料清洁干燥。

（5）疼痛护理：为患者创造安静舒适的环境，引导患者，分散其注意力。护理人员进行各项护理时，动作应轻柔，必要时做好解释工作。评估患者的疼痛程度，使用恰当的止痛药。剧烈疼痛者可选用镇痛泵，注意要指导患者正确使用。

（6）饮食护理：术后根据麻醉方式给予相应的饮食指导。普通患者术后摄入高蛋白、高热量、高维生素、易消化饮食。术后卧床，肠蠕动减慢易发生便秘，可增加粗纤维食物、新鲜蔬果（韭菜、芹菜、香蕉）等，禁辛辣。合并有糖尿病、肾功能不全、心脏病等各种合并症者，结合疾病进行饮食指导。

（二）功能锻炼

目的是增加局部血液循环、消除肿胀，加速周围软组织损伤的修复，防止下肢静脉血栓、肌肉萎缩、关节僵硬、神经肌肉粘连等并发症。

（1）以下功能锻炼适用于所有下肢骨折患者，如有特殊情况，请遵医嘱：

①股四头肌静止收缩运动：绷紧大腿肌肉，尽量伸直膝关节，每次保持5秒，每日3～4次，每次20组。

②踝泵运动：屈伸踝关节，每日3～4次，每次20组。旋转踝关节，每日3～4次，每次20组。

③屈膝运动：足贴于床面，滑动屈膝，后跟向臀部靠拢，注意不可过度屈髋，由被动运动到主动运动过渡，每日3～4次，每次20组。

（2）髋关节周围骨折：

①在锻炼股四头肌和踝泵运动的基础上，保持患肢外展中立位，不能外旋或内收。

②臀肌等长收缩：平卧位，绷紧臀部肌肉，每次保持5秒。

③髋关节、膝关节屈伸运动：平卧位，缓慢弯曲膝关节持续10秒，再缓慢放松，每日3～4次，每次20组，注意不可过度屈髋。

（3）膝关节周围骨折：

①术后在锻炼股四头肌、踝泵运动的基础上，适当增加直腿抬高和膝关节屈曲运动。

②直腿抬高：取仰卧位，将腿伸直，绷紧大腿肌肉，脚尖尽量朝向自己，用力向上抬，离床面15cm左右，停顿5秒，然后缓慢放下。每天3～4次，每次20组。

③膝关节屈曲运动：取仰卧位或坐位，双手抱住患侧大腿，缓慢弯曲膝关节持续10秒，缓慢放松，每日3～4次，每次20组。

（4）踝关节周围骨折：

①直腿抬高。

②足趾运动：足趾关节屈曲背伸运动，每日3～4次，每次20组。

（5）髋关节周围骨折患者，术后2天可床上坐起；1周后，可坐轮椅下床活动；3～4周后扶双拐下地，但患肢不负重；3个月后可稍负重行走；6个月后可完全负重行走。下肢其余部位骨折下床和负重时间，请遵医嘱。

（三）出院指导

（1）保持患肢正确体位。

（2）增加含钙丰富的食物或适当补充钙剂，防止骨质疏松，促进骨折愈合。

（3）继续功能锻炼并逐渐负重运动。有需要的患者可选择下级医院进一步治疗，或选择康复科门诊就诊。

（4）术后切口2天或3天换药，保持切口周围清洁、干燥，如有红、肿、热、痛等现象，及时就医。术后2周切口愈合良好时可拆线。

（5）术后6周、3个月、6个月、1年门诊复查了解骨折愈合情况。如遇不适，及时就医。

第三节　脱位

一、肩关节脱位

肩关节脱位是指肩胛盂与肱骨头失去正常的解剖对合关系。肱骨头大，关节盂浅而小，关节囊松弛，其前下方组织薄弱，关节活动范围大，遭受外力机会多等。因此，肩关节脱位是临床上常见的关节脱位之一，且多发生于青壮年，男性多于女性。

（一）概述

1.解剖

肩关节骨骼由锁骨、肩胛骨、肱骨上端组成。锁骨内连于胸骨；肩胛骨由肌肉和其他软组织与胸壁连接。锁骨与胸骨间连接形成胸锁关节，与肩胛骨相连形成肩锁关节。肩胛骨与肱骨上锁骨端形成肩肱关节，与胸壁连接形成肩胛胸壁关节。各个骨骼由坚韧而富有弹性的韧带、关节囊、肌肉相互连接肩峰，并由肌肉收缩活动进行肩部各种运动。

2.病因及分型

（1）急性创伤性肩关节脱位：急性创伤性肩关节脱位好发于青壮年，在全身关节脱位中占首位。根据脱位方向可分为：

①前脱位（95%～97%）：盂下、喙突下、锁骨下、胸腔内。

②后脱位（2%～4%）：较少见，多伴有关节盂后缘骨折，肱骨头前内方压缩性骨折。

（2）陈旧性肩关节脱位：指由各种原因导致闭合复位失败，损伤时间在3周以上的肩关节脱位。病理特点是关节囊及周围软组织已形成瘢痕，肩袖及周围肌肉发生不同程度的萎缩和挛缩，合并骨折者形成骨痂或畸形愈合，这些改变都将阻碍复位。

（3）复发性肩关节脱位：复发性肩关节脱位多为前脱位，常见于青壮年。原因为首次外伤脱位后造成损伤，复位后未得到有效固定和休息，继而发生关节囊和韧带的病变、肩盂发育异常、肱骨头病变、肌腱断裂，需手术治疗。手术治疗的目的是修复关节囊，增强关节囊前壁，防止过分外展、外旋活动，稳定关节，避免再脱位。

3.临床表现

（1）急性创伤性肩关节脱位：

①肩部疼痛、肿胀，功能障碍。

②患肢轻度外展，肘关节屈曲，以健侧手托患侧前臂，头倾向患侧。

③外观呈方肩畸形。在腋下、喙突下或锁骨下可摸到肱骨头。

④搭肩试验（杜加斯征）阳性：患侧肘部紧贴胸壁时，其手掌不能搭到健侧肩部。

（2）陈旧性肩关节脱位：

①喙突或锁骨下能扪及脱位的肱骨头。

②患肢轻度外展，肩关节外展不超过90°。

③搭肩试验阳性。

4.诊断与治疗原则

X线检查可明确脱位类型和确定是否伴有骨折。

（1）急性创伤性肩关节脱位：

①手法复位：牵引复位法、足蹬法（Hippocrates法）、旋转复位法。

②手术复位：肩关节后脱位一般伴有肱骨头或肩盂的骨折，新鲜后方脱位手法复位不易成功，多采用手术复位。

（2）陈旧性肩关节脱位：脱位在3个月内的青壮年患者，脱位的关节内有一定的活动范围。可试行手法复位，若手法复位失败，或脱位已超过3个月的青壮年患者，可行切开复位术，复位前先行患侧尺骨鹰嘴牵引1～2周，术后早期功能锻炼。如发现肱骨头关节面已严重破坏，则考虑做肩关节融合术或人工关节置换术。

（二）护理

1.手法复位

（1）向患者解释过程与方法，以解除患者紧张、焦虑的情绪，取得患者的配合。

（2）复位后用支具将患肢悬挂于胸前，保持轻度外展、外旋位。肩关节处于轻度外旋位，关节囊后方的张力会变小，有利于关节囊的康复，减少再脱位发生率。需经常检查支具穿戴的松紧度，保持有效固定。

（3）观察末梢循环，观察皮肤的颜色、温度、感觉、活动等情况。如出现患肢青紫、高度肿胀、持续疼痛等，及时就诊。

（4）功能锻炼：

①即日起在胸前固定位做指、腕、肘等不受限关节的主动活动，进行肌肉的等长收缩训练，避免肌肉失用性萎缩及关节僵硬。

②解除固定后，应及早进行功能锻炼。具体方法：患者弯腰90°，患肢自然下垂；以肩为顶点做圆锥形环转，范围由小到大；指导患者做手指爬墙运动、滑车带臂上举、举手摸顶锻炼，促使肩关节功能的恢复。锻炼应循序渐进，同时适当限制肩关节的外展、外旋活动。

2.手术复位

（1）术前护理：

①心理护理：对患者说明肩关节镜手术具有瘢痕小、创伤小、恢复快、痛苦小、安全等优势，使患者对所要进行的手术有充分的认识，消除顾虑和缓解紧张情绪。

②术前按常规做好各项准备及辅助检查，如血常规、凝血功能、肝肾功能、电解质及生命体征检测，老年患者需行血糖及心功能检查，了解有无代谢及心脏功能异常情况。

③因肩关节手术需要采取全身麻醉，故根据麻醉要求做好术前常规宣教，要求患者在术前戒烟，练习深呼吸及有效咳嗽。

④饮食指导：依据骨科手术围手术期禁食禁饮管理指南的推荐，不同类型的液体、食

物建议禁食时间不同，例如，清饮料最短禁食2小时，牛奶、淀粉类固体食物最短禁食6小时，油炸、脂肪、肉类食物禁食应大于或等于8小时。术后一旦清醒即可进食清饮料，如无不良反应，1~2小时后即可进行正常饮食。鼓励术后加强营养，提高机体抵抗力。评估患者有无慢性疾病，如心血管疾病、糖尿病等，做好相应的健康教育。

⑤抬高患肢，保持关节功能位。

⑥皮肤准备：范围（耳后至肘部，前至腋前线第4肋间，后至腋后线第4肋间，包括腋毛），保持指甲清洁。

⑦术前半小时预防性使用抗生素。

（2）术后护理：

①病情观察：A.密切观察生命体征（体温、脉搏、呼吸、血压、血氧饱和度）。B.术后观察患者体温变化，尤其在术后7天内观察患者有无体温升高，以便及时发现有无感染征象。C.密切观察伤口情况，有无红、肿、热、痛及渗液，保持伤口清洁干燥。D.如有伤口引流，做好引流管的护理，保持有效吸引，记录引流液的色、质、量。E.观察患肢末梢循环，末梢颜色、温度、感觉、活动及动脉搏动。F.定时评估疼痛，指导患者听音乐，转移注意力，或用松弛疗法等方法缓解疼痛，必要时根据医嘱给予止痛药。

②体位护理：术后卧位时患侧手臂下垫枕，使手臂保持稍前，注意观察肩部肿胀的面积，以利于静脉回流，消除肿胀并减轻疼痛。亦可采用坐位或下床行走，患肢胸前悬吊并制动，屈肘90°，颈腕吊带悬吊，肘与胸之间垫一枕垫，使肩关节保持轻度外展位。

③并发症的观察及护理：A.臂丛神经损伤：因术中器械损伤、过度牵引等原因可引起，表现为上肢部分肌肉无力及皮肤感觉障碍。B.肩关节肿胀：手术创伤造成组织损伤、水肿，术后24小时内肿胀最明显，应警惕因过度肿胀造成的皮肤缺血、坏死。如颈部肿胀，应注意观察呼吸情况及有无气道受压、窒息症状。C.感染：切口感染、肺部感染等。

④功能锻炼：A.术后即按康复训练计划进行功能锻炼，指、腕主动屈伸，开始拳泵训练，用力握拳、伸掌。B.术后1~3周：肩周肌肉等长收缩；肘关节主动伸屈，此阶段旨在消除疼痛，减轻肌萎缩和炎症反应，避免肘关节出现失用性关节僵硬，上臂肌肉收缩的泵作用还能促进静脉回流，消除肩部肿胀。C.术后4~6周：90°范围内被动前屈至主动前屈（被动前屈由护士指导患者家属进行，双手分别扶住患者的肘关节和手部，活动过程中注意动作轻柔缓慢，循序渐进；主动前屈由患者自行完成），动作应轻柔缓慢，循序渐进。90°范围内被动外展至主动外展；主动后伸。可教会患者家属帮助患者行被动锻炼，或者指导患者行爬墙练习，即肘部伸直，用手指沿着墙壁或门框尽量向上攀，维持10秒，3次为一组，每天3组。D.术后7~12周：主动前屈超过90°；主动外展超过90°；主动后伸；主动内收；逐步进行外旋活动。指导患者选择对肩关节有益的全身运动，如游泳、网球、跳绳等。

康复锻炼中出现疼痛是不可避免的，如果疼痛在练习停止半小时内减弱或消失，则不会对组织造成损伤，可以坚持锻炼。锻炼后根据疼痛程度可服用止痛药物并及时冰敷。肌力练习应贯穿康复计划的始终，每次应练习至肌肉有酸胀、疲劳感为宜，充分休息后再进行下一组。肌力的提高是保证关节稳定的关键因素，必须认真对待。关节肿胀会伴随整个练习过程，直至角度及肌力基本恢复正常时，肿胀才会逐渐消退。如果肿胀突然加重，应调整练习方案，减少活动量，严重时及时复诊。每次锻炼后即刻冰敷30分钟。如平时感到关节肿、痛、发热明显，可再冰敷，每天2~3次。

3.健康教育

（1）出院指导：护士对患者进行伤口护理指导，患者于术后2周拆线。

（2）门诊随访：出院后第一个月为每2周复查一次，以后改为每个月复查一次，直至术后6个月。每次复查时，可根据具体情况，给予患者止痛药和冰袋，评估患者锻炼的情况，适当调整计划。

①饮食：做到营养摄入均衡，多摄入优质蛋白质、纤维素等，多吃奶、蛋、蔬菜和水果。

②恢复期：肩关节活动防止过快、过度用力，睡觉时不能常卧一侧或低枕耸肩侧卧，以免肩周围软组织因不良姿势受牵拉而劳损。日常生活中注意颈肩部保暖防寒，夏季防止肩部持续风吹或避免贪凉在阴凉处过久暴露肩部。长居寒湿之地或从事矿下工作者要采取劳动保护，防潮湿。平时加强营养，积极锻炼身体，增强体质，避免肩关节外伤。

二、肘关节脱位

肘关节脱位占全身大关节脱位的第二位，发生率仅次于肩关节脱位，多发于青少年，成人和儿童也时有发生，多由受到间接暴力伤害所致。新鲜脱位若能在早期确诊并进行正确有效的治疗，一般可以完全恢复。但由于肘关节脱位常伴随肘部其他结构损伤，如肱骨内上髁骨折、尺骨鹰嘴骨折和冠状突骨折，以及关节囊、韧带或血管神经束的损伤，故无论是诊断、鉴别还是治疗护理方面都具有挑战性。

（一）概述

1.解剖正常

肘关节由肱尺、肱桡和尺桡上关节组成。肘关节的前后壁薄而松弛，而两侧的纤维层增厚成桡侧副韧带和尺侧副韧带。关节纤维层的环形纤维形成一坚强的桡骨环状韧带，包绕桡骨小头。

2.病因及分型

外伤是导致肘关节脱位的主要原因。根据脱位的方向，肘关节脱位可分为前脱位、后脱位、内侧脱位及外侧脱位。肘关节后部关节囊及韧带较薄弱，故临床多发生后脱位。当跌倒时肘关节处于半伸直位，手掌着地，暴力沿尺、桡骨向近端传导，尺骨鹰嘴处产生杠杆作用，前方关节囊撕裂，使尺、桡骨向肱骨后方脱出，发生肘关节后脱位。重度脱位可伴有尺神经或正中神经牵拉伤。当肘关节处于屈曲位时，肘后方遭受暴力可使尺、桡骨向肱骨前方移位，发生肘关节前脱位。前脱位常合并鹰嘴骨折。当肘关节处于内翻或外翻位时遭受暴力，可发生尺侧或桡侧侧方脱位。肘关节脱位常会引起内外侧副韧带断裂，导致肘关节不稳定。

3.临床表现

（1）肘部肿胀、疼痛，活动功能障碍。

（2）肘部明显畸形。关节弹性固定于120°～140°。

（3）肘后三角骨性标志关系改变（正常情况下，伸肘时尺骨鹰嘴和肱骨内、外上髁三点成一直线；屈肘时呈一等腰三角形）。

4.诊断与治疗原则

根据导致肘关节脱位发生机制及X线正侧位片即可诊断。肘关节脱位后需及时复位，延迟复位可能继发肘部肿胀和关节活动受限，减少前臂血循环，导致Volkman肌挛缩。

（1）手法复位：单纯性肘关节脱位的治疗原则为早期关节复位和早期活动。选择手法复位应排除血管和神经的损伤。如伤后时间甚短，肘部无明显肿胀，可在不使用麻醉的情况下用轻柔手法进行复位。如在伤后数小时就诊，局部肿胀，肌肉痉挛，宜用臂上麻醉。复位后用长臂石膏托将肘置于功能位固定3周，去除固定后开始练习主动伸屈活动，避免被动活动。对于关节内有大量积血者，应在无菌技术下穿刺抽除。常见的复位方法有以下几种：

①Parvin法：患者俯卧位，术者向下牵引腕部，当尺骨鹰嘴向下滑动时，同时抬高上臂。

②Meyn法：患者俯卧位，前臂悬于床旁，术者一手握住腕部向下牵引，另一只手引导尺骨鹰嘴复位。

③牵拉法：患者坐位或仰卧位，助手握上臂做持续对抗牵引，术者一手握腕部，在牵引下徐徐屈曲肘关节的同时，另一手压前臂上端于背侧，解脱嵌顿于鹰嘴窝的冠状突，减少磨损。在牵引下继续屈肘超过90°以后，可听到弹响声或摸到弹跳感，表示脱位整复。

④膝顶法：患者坐在有靠背的椅子上，术者立于伤侧，用同侧膝部顶住患侧肘窝，两手牵拉腕部，此时听到或感到弹响声，表示已复位。

⑤旋转法：患者坐位或仰卧在床边，术者立于伤侧，用同侧髋骨抵住患者肘窝，用对侧手握住腕部进行持续牵引，用同侧手拇指顶住患者尺骨鹰嘴突向前方推，其余四指握住肱骨下端向后方推，同时术者身体向健侧旋转，即可使肘关节复位。

（2）手术治疗：肘关节脱位经闭合复位后无法维持或夹板固定后再次发生脱位提示脱位不稳定，需要手术治疗。常见的手术方法包括：

①手术重建肘关节韧带。

②切开复位。

③关节成形术或关节置换术。

④肘关节融合术。

⑤肘关节镜手术（针对慢性肘关节疾病）。

（二）护理

1.手法复位

（1）保持有效固定，定期检查固定的松紧度。

①新鲜脱位：A.肘关节后脱位：复位后用颈腕吊带或长臂石膏托在功能位置制动2~3周。B.肘关节前脱位：复位后将肘关节保持伸直位或过伸位，此时尺骨鹰嘴近端向远端挤压，放上加压垫，用小夹板或石膏托固定4周。C.肘关节侧方脱位：伸肘位固定3周。

②陈旧性关节脱位：复位前，应先拍X线片排除骨折、骨化性肌炎，明确脱位类型、程度、方向及骨质疏松等情况。行尺骨鹰嘴骨牵引，重量为6~8kg，时间约1周，手法复位成功后，将肘关节屈曲90°以上，用石膏托或绷带固定2周，去除固定后，改用颈腕吊带悬吊1周。

（2）固定期间注意保持皮肤的完整性。

（3）进行心理护理及健康宣教。

（4）功能锻炼：肘关节损伤后极易产生关节僵硬、粘连，故复位成功后，应鼓励患者早期进行功能锻炼。固定期间可做肩、腕、指关节活动，去除固定后，逐渐开始肘关节主动运动，以屈肘为主，需避免肘关节的粗暴被动活动，以防发生骨化性肌炎。

2.手术治疗

（1）术前护理：

①心理护理：评估患者的文化水平和接受能力，了解患者的心理状态，对患者及其家属进行必要的相关知识指导，如手术目的、手术效果、术后吸收热、术后疼痛规律、术后功能锻炼的必要性等，以取得患者的理解与信任。

②饮食护理：依据全身麻醉的围手术期禁食禁饮管理指南推荐，不同类型的液体、食物建议禁食时间不同，例如，清饮料最短禁食2小时，牛奶、淀粉类固体食物最短禁食6小时，油炸、脂肪、肉类食物禁食大于或等于8小时及更长时间。

③术前准备：手术前一日保持皮肤清洁，剪除手足指（趾）甲，手术当日进行手术区域皮肤备皮，备皮范围为患侧肢体切口的上、下各20cm，保持手术区皮肤整洁，必要时

刮除腋毛，做好手术标记；有义齿者取下义齿，患者身上的贵重物品交给家属保管；手术前做好抗生素过敏试验；按医嘱注射术前针或给口服药；术日晨监测生命体征，如有异常应报告医师。

④疼痛护理：因关节脱位引起局部组织损伤及神经受压，患者术前可能处于局部疼痛状态。评估患者疼痛的性质及程度，伤后24小时内，局部冷敷，有利于消肿止痛；伤后24小时后，局部热敷，减轻疼痛，并且避免继续加重疼痛的因素，或者使用镇痛药物。若移动时要托患肢，动作要轻柔。

⑤体位护理：抬高患肢，肘下垫枕，保持关节的功能位置。

⑥病情观察：观察患肢远端的血运，皮肤的颜色、温度、感觉、活动情况，如有异常及时通知医师。

（2）术后护理：

①病情观察：A.观察患者意识状态。B.密切观察生命体征并做好记录，根据病情给予氧气吸入，同时注意保暖。C.观察皮肤情况，患肢远端的血运，皮肤的颜色、温度、感觉、活动情况，观察有无固定性疼痛、发麻、发凉、颜色苍白或发绀。D.保持伤口清洁干燥，观察伤口有无渗血渗液，如有异常及时通知医师处理，做好记录。

②疼痛护理：注意疼痛发生的时间、性质与活动的关系，遵医嘱使用止痛剂，提供安静环境，分散患者注意力并记录。

③体位护理：搬运时应注意扶持患肢，抬高患肢，保持关节的功能位置。

④石膏护理：向患者解释石膏固定的目的，指导患者配合护理。将未干的石膏暴露于空气中，必要时用烤灯烤干，石膏未干时，防止局部受压。搬运时用手掌托起石膏，勿使其变形或发生凹陷。保持石膏清洁、干燥，石膏边缘垫以棉花或海绵，防止边缘擦伤皮肤。对石膏内皮肤瘙痒的患者，禁用尖硬物件搔抓，避免皮肤破溃。对石膏边缘的皮肤经常进行按摩，防止压疮。

⑤功能锻炼：肘关节在固定期间伸掌握拳、手指屈伸等活动，在外固定保护下做肩关节、腕关节活动。术后4~12周，解除石膏固定后，逐步恢复肘关节锻炼，开始进行被动和主动的肘关节屈伸、旋转功能锻炼。功能锻炼时要坚持，活动幅度和力量要循序渐进，锻炼时应注意以主动锻炼为主，被动活动时动作应轻柔，以不引起剧烈疼痛为度，以免引起骨化性肌炎而加重肘关节僵硬。锻炼方法包括：A.伸展练习（伸直肘关节）：坐位，伸肘，拳心向上，将肘部支撑固定于桌面上，小臂及手悬于桌外，肌肉完全放松，使肘在自重或重物作用下缓慢下垂伸直（必要时可于手腕处加轻小重物为负荷，加大练习力度），至疼痛处应停止。待组织适应，疼痛消失后再加大角度，一般为每次10~15分钟，每天1次或2次。B.屈肘肌力（肱二头肌）练习：坐位或站立位，上臂保持一定的位置不使之移动，手握哑铃等重物，拳心向上，前臂向内弯曲（弯曲肘关节），坚持至力竭放松为

1次，每组5～10次，每天2～4组。C.伸肘肌力（肱三头肌）练习：坐位，身体前倾，前臂紧贴于体侧向后伸直至与地面平行，屈肘手握哑铃等重物，抗哑铃等重物的阻力伸直肘关节，前臂始终贴于体侧，坚持至力竭放松1次，每组5～10次，每天2～4组。D.旋转练习：用健侧手掌托稳患肘，做患肢前臂的旋前、旋后运动，每次5～8分钟，每天2次或3次。此外，还可行拧毛巾、拧螺钉、穿衣等训练。

第二章　肝脏肿瘤微创外科技术与护理

第一节　肝脏肿瘤的诊断

一、肝癌的诊断

（一）定性诊断

原发性肝癌的定性诊断需综合分析患者的临床表现及各种辅助检查资料。

1.临床表现

肝癌大多发生在肝硬化的基础上，故其症状大致与肝硬化相同。肝癌病人所见的脾大、腹壁静脉曲张、蜘蛛痣、肝掌等皆因肝硬化所至。如肝癌发生转移，可因转移部位的不同产生相应的症状和体征。凡是中年以上，特别有肝病史的男性患者，如有原因不明的肝区疼痛、上腹饱胀、食欲减退、乏力、消瘦、不明原因的低热、进行性肝大者，应提高警惕，进行严密观察和深入检查。如进行性肝大，门诊时扪到肝区有肿块或结节，质硬有压痛，则诊断易成立。对于早期无临床症状或临床表现缺乏特异性者，如属于肝癌"高危人群"，定期作AFP、B超等检测，可能发现较早期的肝癌。

2.辅助检查

（1）肿瘤标志物检查AFP：AFP是当前诊断肝细胞癌最特异的标志物。AFP是胎儿时期肝脏合成的一种胚胎蛋白，当成人肝细胞恶变后又可重新获得这一功能。因检测方法灵敏度的提高，在一部分肝炎肝硬化及少数消化道癌如胃癌、结肠癌、胰腺癌、转移性肝癌亦可测得低浓度AFP，故AFP检测结果必须联系临床才有诊断意义。目前多采用放射免疫法（RIA）或AFP单克隆抗体酶免疫（EIA）快速测定法检测血清AFP含量，正常人血清中可含微量，$<20\mu g/L$水平，肝细胞癌增高者占70%～90%。通常AFP浓度与肿瘤大小相关，但个体差异较大，一般认为病理分化接近正常肝细胞或分化程度极低者AFP常较低或测不出。国外公认标准往往偏高，易于漏诊。我国重视中等和低浓度AFP增高的

动态观察。临床实践中对AFP低浓度者常须结合影像诊断技术进行随访，有助于及早确立诊断。肝癌常发生在慢性活动性肝病基础上，故须加以鉴别。慢性肝炎、肝炎后肝硬化有20%～45%患者AFP增高，浓度多为25～200μg/L，良性肝病常先有谷丙转氨酶明显升高，AFP呈相随或同步关系，先高后低，一般在1～2个月随病情好转，转氨酶下降，AFP随之下降呈"一过性"。有时良性肝病AFP亦可呈反复波动、持续低浓度等动态变化，但必须警惕肝病活动的同时可能有早期癌存在。

（2）血清酶学及其他肿瘤标志物检测：近年来现血清AFP阴性的原发性肝癌有增多趋势，因此，开发更新、更特异、更敏感的标志物已成为紧迫的课题。近年来国内外报道对肝癌诊断具有较高价值的其他肿瘤标志物和酶学检查如下：

①γ-GT同工酶（GGTⅡ）：应用聚丙烯酰胺梯度电泳分离法可显示同工酶12条带。Ⅰ、Ⅱ带是原发性肝癌的特异条带，阳性率为79.7%，AFP阴性者此酶阳性率为72.7%。

②甲胎蛋白异质体（FucAFP）：目前以扁豆凝集素（LCA）亲和交叉免疫自显影法测定AFP异质体诊断价值为高。有两种异质体即LCA非结合型（AFP-N-L）和结合型（AFP-R-L）。肝癌含AFP-N-L平均49.13%±27.20%（0%～100%），<75%为肝癌诊断标准，阳性率为86.0%，随病情恶化而降低。非癌肝病AFP-N-L为93.30%±7.66%，假阳性率为1.6%。

③异常凝血酶原：肝脏合成凝血酶原无活性前体，经维生素K、γ羧化为活性形式。肝癌时，肝癌细胞的微粒体内维生素K依赖性羧化体系功能障碍，羟化酶活力下降，导致谷氨酸羧化不全，从而形成异常凝血酶原。最近人们发现肝癌细胞具有合成和释放异常凝血酶原的功能。国内用放射免疫自显影法测定异常凝血酶原≥250μg/L为标准，肝癌阳性率为69.4%，AFP低浓度和AFP阴性肝癌的阳性率分别为68.3%和65.5%，小肝癌符合率为62.2%。多数资料表明异常凝血酶原对原发性肝癌有较高的特异性，各种非癌肝病、继发性肝癌及良性肝肿瘤的假阳性极低，可能成为有价值的肝癌标志物。

④血清岩藻糖苷酶（AFU）：AFu属溶酶体酸性水解酶类，主要生理功能是参与岩糖基的糖蛋白、糖脂等生物活性大分子的分解代谢。AFu超过110Kat/L应考虑原发性肝癌，国内报道AFu诊断原发性肝癌的阳性率为81.2%，对AFP阴性肝癌和小肝癌阳性率分别为76.1%和70.8%，继发性肝癌、良性肝占位病变均阴性，但肝硬化、慢性肝炎的假阳性率较高。

⑤M2型丙酮酸激酶（M2-PyK）：丙酮酸激酶（PyK）是糖酵解中的关键酶，有L、R、M1和M2（K）型四种同工酶，胎肝及肝癌组织中主要是M2（K）型，可视为一种癌胚蛋白，ELIS夹心法可测到Pg级微量灵敏度高的癌标志。肝癌者较正常高5倍，在小肝癌阶段即明显增高，分化愈差M2-PyK值高得愈明显。消化道肿瘤亦可升高，而肝炎、良性肝肿瘤不高。

⑥同工铁蛋白（AIF）：同工铁蛋白在肝癌时由于肝癌细胞合成增多，释放速度加快，故对肝癌诊断有一定意义。正常人为16~210μg/L，300μg/L为诊断界值，肝癌患者72.1%超过此值，假阳性率为10.3%，AFP阴性或低浓度AFP肝癌阳性率为66.6%，＜5cm的小肝癌阳性率为62.5%。

⑦α-抗胰蛋白酶（AAT）：人肝癌细胞具有合成分泌ΛAT的功能，当肿瘤合并细胞坏死和炎症时升高，用免疫过氧化酶技术显示肝癌时高于4000ng/L者占74.9%，良性肝病为3%~10.9%，AFP阴性肝癌阳性率为22.7%。

⑧醛缩酶同工酶A（ALD-A）：肝癌时ALD-A出现并增高＞800ng/mL时有助诊断，AFP阴性肝癌阳性率为73.6%。

⑨其他标志物检查：碱性磷酸酶（ALP）约有20%的肝癌患者增高；γ-谷丙氨酰转肽酶（γ-GT）70%肝癌患者升高；5-核苷酸二脂酶同工酶V（5-NPDase-V）约有80%的患者升高，转移性肝癌患者阳性率更高；癌胚抗原（CEA）肝癌患者中70%增高。

上述肝癌标志物对原发性肝癌尤其是AFP阴性病例的诊断有辅助意义，但仍不能取代AFP在肝癌诊断中的地位。根据实践经验，联合检测优于单检测，血清AFP检测联合1~2项肝癌标志物即可明显提高原发性肝癌的阳性检出率。临床分析中尚应结合病史、影像诊断学或组织学资料综合判断，才能得出准确结论。

（3）肝功能检查：对肝癌患者进行肝功能检查可提示有无原发性肝癌的肝病基础。如有助于了解肝脏损伤的严重程度，选择合理的治疗方案；协助肝癌的诊断和鉴别诊断；用于预测手术切除后是否复发，以及预后判断。

临床上常用的肝功能检查主要包括如下方面：

①血清谷丙转氨酶（ALT）：人体组织中以肝脏内ALT最丰富，任何原因引起的肝细胞损害均可使血清内ALT升高，是检测肝细胞最敏感的一项指标。ALT升高主要见于各型肝炎的急性期和活动期，当肝硬化进展或伴有肝细胞损伤的肝炎活动时ALT就可升高。但必须排除各种胆系、胰腺及心肌炎、大叶性肺炎等疾病。

②谷草转氨酶（AST）：肝细胞内也含有谷草转氨酶，肝细胞损伤时，AST可升高，但不如ALT敏感，当肝细胞严重坏死时，AST活力高于ALT。如果没有心脏疾患（如心肌梗死），AST和ALT同时升高，则揭示肝细胞受损。

③血清胆红素测定：血清胆红素并不反映是否存在肝硬化，但可提示黄疸的性质。肝细胞性黄疸时，血中直接胆红素和间接胆红素均增高，以间接胆红素增高为主。

④血清蛋白测定：蛋白代谢是肝脏代偿能力的重要表现，是肝脏慢性疾病损害后的反应。肝硬化时往往白蛋白合成减少，血中白蛋白/球蛋白比值降低甚至倒置，比值越低，说明肝脏代偿能力越差。

⑤蛋白电泳：蛋白电泳出现γ-球蛋白比例增加，提示慢性肝病。肝炎后肝硬化失代

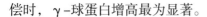

偿时，γ-球蛋白增高最为显著。

⑥凝血酶原时间测定：当肝实质细胞受损时，肝脏合成的多种凝血因子可减少。当肝功能严重受损时，凝血酶原时间测定是一项较为敏感的指标，肝硬化晚期时凝血酶原时间延长。

⑦碱性磷酸酶（AKP）：在肝硬化时无特异性，多出现在梗阻性黄疸、原发性胆汁性肝硬化和肝内肿瘤时。

⑧γ-转肽酶：在淤胆型肝炎、慢性活动性肝炎、进行性肝硬化和原发性肝癌时升高较明显。

⑨免疫球蛋白测定：肝炎后肝硬化以IgG及IgA增高多见，多以IgG增高为主。原发性胆汁性肝硬化时IgM增高，酒精性肝炎硬化时IgA增高常见。

（4）乙型、丙型等肝炎标志物检查：可提示有原发性肝癌的肝病基础。

（5）各种影像检查：提示肝内占位性病变。

（6）腹腔镜检查：腹腔镜能检查腹腔内大部分脏器的病变，虽可直接显示肝表面情况，但对肝脏的检查有限，且有一定的并发症，故在实际上的应用价值不是很大。

（7）肝穿刺检查：肝穿刺可直接获得病理资料，是定性诊断。特别是对中、晚期患者或能触及肿块的患者，阳性率更高。穿刺一般在B超或CT的引导下进行，可提高穿刺的准确性。肝穿刺有一定的危险性，有发生出血、肿瘤破溃和针道转移的可能。一般不应作为常规检查方法。

（8）剖腹探查：对各种检查仍不能排除肝癌的可能而又可能切除时，病情许可，可及早进行。

（9）其他检查：如淋巴结活检、腹水找癌细胞等。

（二）定位诊断

1.超声（US）检查

（1）US在肝癌诊断中的价值：US具有无创、价廉、使用方便、分辨率高、病灶定位准确等优点，可作为肝硬化患者筛查肝细胞癌的有效手段和肝癌术前诊断的首选影像学检查。但肝癌的超声表现变化甚大且缺少特异性，大肝癌主要表现为高低混杂的不均匀回声，若其周围出现低回声环、声晕或镶嵌声波等对肝癌诊断有较大帮助。小肝癌（直径<3cm）主要表现为均匀低回声，常规灰阶超声检查由于某些等回声病变周围缺乏包膜和声晕，肝硬化或退变结节与低回声的小肝癌又很相似，极易导致漏诊。因此有肝硬化史的肝癌，二维US的灵敏度仅为50%～80%，对小肝癌检出敏感性更低。彩色多普勒US可观察病变内部和边缘回声及血流分布状况，显示病变血流动力学特征，提高了对肝癌的检出率和定性能力。但其灵敏度容易受到外在因素的干扰，如肥胖、呼吸不配合或病变部位过深。超声

造影检查或动态超声造影检查可显著提高小肝癌的检出敏感性和特异性。国内研究资料表明，小肝癌的诊断符合率从造影前的53%提高到造影后的94%。但超声造影剂价格昂贵，目前还不能广泛使用。术中超声能清楚分辨门静脉、肝静脉及腔静脉内癌栓结构，对肝内小病灶检出和定性能力甚高，仍然是目前最敏感且特异性最强的影像学诊断技术，但仅用于术中检查。

（2）超声表现：实时超声显像：超声显像以其显示实质软组织脏器病变的灵敏度高和对人体组织影响小两大特点而广泛用于临床，随小肝癌逐渐增大超声显像显示内部回声由低回声、高回声、混合回声变化。直径<2cm的肿瘤常见低回声结节型；2～3cm者显示低回声与周围回声频率相同；3～5cm者多为周围低回声；而5cm以上者多为高回声或混合回声。随肿瘤增大除上述多型性和多变性特点外，肝细胞癌尚具以下特征：

①声晕（Halo）：具有清晰的肿瘤包膜，结节中心呈比较均匀高回声而邻近包膜部位为一低回声暗环，即为"声晕"，是纤维包膜或解释为肿瘤周围血管。

②结节中结节：在高回声型肿瘤区内具有不同回声的结节，提示肝细胞癌中生长的新瘤灶。超声显像除做肝癌定位外，并可显示门脉主干及其分支内有否癌栓形成，了解肿块与大血管的解剖关系，有否癌肿播散及腹腔内淋巴结转移，对术前确定治疗方案，估计切除可能性及选择肝动脉栓塞适应证和术后监测复发均有重要价值。

近年来，彩色多普勒血流成像已广泛用于临床，除显示占位病变外尚可显示测量进出肿瘤的血流，以鉴别占位病灶的血供情况，推测肿瘤性质。超声导引下穿刺活检和瘤内局部注射已广泛用于小肝癌的诊断和治疗。采用高分辨率的术中超声显像可精确定位以提高手术切除率。

2.CT检查

（1）CT在肝癌诊断中的价值：常规CT检查应包括平扫和碘对比剂增强扫描。尽管CT空间密度分辨率高，大部分肝癌平扫时呈低密度能被检出，但一些等密度的肿瘤平扫容易遗漏，注入对比剂行门静脉增强扫描，以增加肿瘤和肝脏的密度差异，提高检出率。然而某些多血供肿瘤尤其小肝细胞癌在门静脉期呈等密度而导致病变的遗漏，常规CT增强扫描对小肝癌检出率仅为50%～70%。CT血管造影包括经肝动脉CT扫描（CT-Angiography）和经动脉门静脉造影CT扫描（CTAP），迄今为止两者仍然是小肝癌最敏感的影像学诊断方法，但作为有创检查，其应用受到限制。螺旋CT多期动态增强扫描能一次屏气进行全肝动脉期、门静脉期扫描或同时进行三期扫描（双期加延迟期），对小病灶的检出率和定性能力获得质的飞跃，尤其对动脉期富血供小肝癌和微小肝癌的诊断灵敏度和特异度达到90%～95%。螺旋CT血管造影利用三维重建技术可进行肝动脉、门静脉等血管成像，可较好地显示肝内血管及其变异，门静脉高压侧支血管、肿瘤与血管的空间关系，为肝癌的手术、介入治疗及肝移植等提供重要信息。螺旋CT动态增强扫描作为无创检查可代替

CTHA和CTAP。它作为肝癌术前常规检查，有利于发现除主瘤以外的肝内其他子灶，从而提高手术切除率，减少术后复发率。CT灌注成像（CTP）是近年来CT在人体应用的最新进展，作为一种功能性成像方法在显示肝脏和病变形态学变化的同时，反映血流动力学改变且可定量测量，为肝脏病变的定性、肝硬化严重程度的评估、肝癌微转移灶的发展及预后判断、移植肝的血供情况等提供有价值的信息。

（2）CT表现：在各种影像检查中，CT最能反映肝脏病理形态表现，如病灶大小、形态、部位、数目及有无病灶内出血坏死等。从病灶边缘情况可了解其浸润性，从门脉血管的癌栓和受侵犯情况可了解其侵犯性，CT被认为是补充超声显像估计病变范围的首选非侵入性诊断方法。肝癌的CT表现，平扫表现：病灶一般为低密度，低于周围肝实质密度，部分病灶周围有一层更低密度的环影（晕圈征）。结节型边缘较清楚，巨块型和混合型边缘多模糊和部分清楚。增强表现：静脉注射碘造影剂后病灶和肝组织密度得到不同程度的提高，谓之增强。包括：

①动态增强扫描：采用团注法动态扫描或螺旋CT快速扫描，早期（肝动脉期）病灶呈高密度增强，高于周围正常肝组织时间10～30秒，随后病灶密度迅速下降，接近正常肝组织为等密度，此期易遗漏；病灶密度继续下降，呈低密度灶，此期可持续数分钟，动态扫描早期增强图易于发现肿块直径<1cm或1～2cm的卫星灶，亦有利于小病灶的发现。

②非动态扫描：普通扫描每次至少15秒，故病灶所处肝脏层面可能落在上述动态扫描的任何一期而呈不同密度，极大部分病灶落在低密度期，因此病灶较平扫时明显降低。

近年来新的CT机器不断更新，CT检查技术不断改进，尤其是CTA、CTAP及血管造影时肝动脉内注入碘化油后间隔2～3周行CT平扫的Lipiodol-CT（Lp-CT）等方法，对小肝癌特别是1cm左右微小肝癌的检出率优于CT动态扫描。但上述多种方法中仍以CT平扫加增强列为常规，可疑病灶或微小肝癌选用CTA和CTAP为确诊的最有效方法。

3.磁共振成像（MRI）检查

（1）MRI在肝癌诊断中的价值：MRI具有很高的软组织分辨率，能根据病变和正常肝组织的信号差别检出病变，并根据不同病理组织所具有的信号特点进行定性诊断。因此，国内多数医院将MRI平扫作为肝脏MRI常规检查，MRI增强仅用于那些临床或其他影像学技术怀疑而MRI平扫未能检出或需进一步定性的患者。现代高增强MRI和快速梯度回波序列的开发，采用钆的螯合物钆喷酸葡胺（Gd-DTPA）动态增强MRI扫描，显著提高了肝癌的诊断水平，对小肝癌检出的敏感性与螺旋CT动态增强及CTHA、CTAP相近，而特异性稍优。MRI动态增强可通过分析肿瘤的动脉和门静脉的供血情况，了解肝癌的分化程度，对肝硬化再生结节、间变结节、肝癌这一发展过程进行监测。对局灶性结节增生（FNH）、假瘤、肝细胞腺瘤、炎性肉芽肿等鉴别均有较大价值，因此，动态增强MRI应作为肝癌定性诊断的标准检查。目前一些新的对比剂已用于临床，其中超顺磁性氧化铁（SPIO）是网状内皮系统特异性对比剂，在体内主要由肝脏Kuffer细胞摄取，而肝癌缺乏Kuffer细胞，MRI增强后产生鲜明的信号对比。SPIO增强对小肝癌的检出敏感性接近CTA，特异性高于CTA；与其他MRI技术结合使用能进一步提高敏感性和特异性，可取代CTA和CTAP作为肝癌的术前检查。肝硬化结节和FNH含有Kuffer细胞，因此它诊断肝硬化结节和FNH并与肝癌鉴别有独特的优势。

（2）MRI表现：原发性肝癌MRI的特性表现如下。

①肿瘤的脂肪变性，T_1弛豫时间短，T_1加权图产生等或高信号，T_2加权图示不均匀的高信号强度，病灶边缘不清楚，而肝癌伴有纤维化者T_1弛豫时间长则产生低信号强度。

②肿瘤包膜存在，T_1加权图表现为肿瘤周围呈低信号强度环，T_2加权图显示包膜不满意。

③肿瘤侵犯血管，MRI优点是不用注射造影剂即可显示门静脉肝静脉分支、血管的受压推移，癌栓时T_1加权图为中等信号强度，T_2加权图呈高信号强度。

④子结节在T_2加权图为较正常肝实质高的信号强度。

4.放射性核素肝脏显像

肝胆放射性核素显像是采用γ照相或单光子发射计算机断层仪（SPECT）。近年来为提高显像效果致力于寻找特异性高、亲和力强的放射性药物，如放射性核素标记的特异性强的抗肝癌的单克隆抗体或有关的肿瘤标志物的放射免疫显像诊断已始用于临床，可有效地增加放射活性的癌/肝比；^{99m}Tc-PMT（^{99m}Tc-吡哆醛五甲基色氨酸）为一理想的肝胆显像剂，肝胆通过时间短，肝癌、肝腺瘤内无胆管系统供胆汁排泄并与PMT有一定亲和力，故可在肝癌、肝腺瘤内浓聚停留较长时间，在延迟显像（2～5小时）时肝癌和肝腺瘤组织中的^{99m}Tc-PMT仍滞留，而周围肝实质细胞中已排空，使癌或腺瘤内的放射性远高于正常肝组织而出现"热区"。故临床应用于肝癌的定性定位诊断，如用于AFP阴性肝癌的定性诊断、鉴别原发性和继发性肝癌、肝外转移灶的诊断和肝腺瘤的诊断。由于肝细胞癌阳性率仅为60%左右，且受仪器分辨力影响，2cm以内的病变尚难显示，故临床应用尚不够理想。

5.原发性肝血管造影

非损伤性方法如超声、CT、MRI已能发现很多小肝癌。但血管造影在肝癌的诊断中仍占一定地位，对2cm以下的小肝癌造影术往往能更精确迅速地做出诊断。目前国内外仍沿用Seleinger经皮穿刺股动脉插管法行肝血管造影，以扭曲型导管超选择成功率最高，为了诊断肝癌，了解肝动脉走向和解剖关系，导管插入肝总动脉或肝固有动脉即可达到目的，如疑血管变异可加选择性肠系膜上动脉造影。如目的在于栓塞治疗，导管应尽可能深入超选择达接近肿瘤的供血动脉，减少对非肿瘤区血供影响。

肝癌的血管造影表现如下：

（1）肿瘤血管和肿瘤染色，是小肝癌的特征性表现，动脉期显示肿瘤血管增生紊乱，毛细血管期示肿瘤染色，小肝癌有时仅呈现肿瘤染色而无血管增生。治疗后肿瘤血管减少或消失和肿瘤染色变化是判断治疗反应的重要指标。

（2）较大肿瘤可显示以下恶性特征如动脉位置拉直、扭曲和移位；肿瘤湖，动脉期造影剂积聚在肿瘤内排空延迟；肿瘤包绕动脉征，肿瘤生长浸润使被包绕的动脉受压不规则或僵直；动静脉瘘，即动脉期显示门静脉影；门静脉癌栓形成，静脉期见到门静脉内有与其平行走向的条索状"绒纹征"提示门静脉已受肿瘤侵犯，有动静脉瘘同时存在时此征可见于动脉期。血管造影对肝癌检测力取决于病灶新生血管多少，多血管型肝癌即使2cm以下或更小亦易显示。近年来发展有数字减影血管造影（DSA），即利用电子计算机把图像的视频信号转换成数字信号，再将相减后的数据信号放大转移成视频信号，重建模拟图像输出，显示背景清晰，对比度增强的造影图像。肝血管造影检查意义不仅在诊断，鉴别诊断，在术前或治疗前要用于估计病变范围，特别是了解肝内播散的子结节情况；血管解剖变异和重要血管的解剖关系及门静脉浸润可提供正确客观的信息。对手术切除可能性和彻底性及决定合理的治疗方案有重要价值。血管造影检查不列入常规检查项目，仅在上述非创伤性检查不能满意时方考虑应用。此外血管造影不仅起诊断作用，有些不宜手术的患者可在造影时立即进行化疗栓塞或导入抗癌药物或其他生物免疫制剂等。

6.X线检查

肝右叶的肝癌可发现右膈肌抬高，运动受限或局部隆起。肝左叶或右肝下部巨大肝癌在胃肠钡餐检查时可见胃或结肠肝曲被推压现象。此外，还可显示有无食管静脉曲张和肺、骨转移等情况。

（三）临床诊断

中国抗癌协会肝癌专业委员会关于修订"原发性肝癌的临床诊断与分期标准"的说明：原发性肝癌的临床诊断与分期标准，在我国最早由1977年的全国肝癌防治研究协作会议拟定。20余年来在全国各地广泛使用，对我国的肝癌防治研究工作起到了一定的促进作用。但随着科技进步、经验的积累，亦发现其中的许多不足之处，虽曾有几次局部修改，但缺乏更广泛的论证。期间国际抗癌联盟（UICC）亦曾发布原发性肝癌的TNM分期标准。在日本、欧美国家等国亦有各自的肝癌分期标准。中国抗癌协会肝癌专业委员会考虑到UICC的标准需在取得病理检查后方能做出判断，而我国肝癌病例能做手术切除或病理检查的不多，参照世界各国结合肝功能情况一并考虑的临床分期方案，拟定了适合我国国情的临床诊断和分期标准。1999年在成都召开的全国肝癌学术会议上提出后曾引起了广泛的讨论，近两年来征求了各方意见。在此基础上，2001年9月在广州召开的第八届全国肝癌学术会议上正式通过了"原发性肝癌的临床诊断与分期标准"。现介绍如下。

诊断标准：

（1）AFP≥400μg/L，能排除妊娠、生殖系胚胎源性肿瘤、活动性肝病及转移性肝癌，并能触及肿大、坚硬及有大结节状肿块的肝脏或影像学检查有肝癌特征的占位性病变者。

（2）AFP＜400μg/L，能排除妊娠、生殖系胚胎源性肿瘤、活动性肝病及转移性肝癌，并有两种影像学检查有肝癌特征的占位性病变或有两种肝癌标志物（DCP、GGTⅡ、AFU及CA19-9等）阳性及一种影像学检查有肝癌特征的占位性病变者。

（3）有肝癌的临床表现并有肯定的肝外转移病灶（包括肉眼可见的血性腹水或在其中发现癌细胞）并能排除转移性肝癌者。

（四）病理诊断

（1）肝组织学检查证实为原发性肝癌者。

（2）肝外组织的组织学检查证实为肝细胞癌。

（五）原发性肝癌的分期标准

中国抗癌协会肝癌专业委员会2001年9月在广州召开的第八届全国肝癌学术会议上正式通过了"原发性肝癌的分期标准"，如下：

Ⅰa：单个肿瘤最大直径≤3cm，无癌栓、腹腔淋巴结及远处转移；肝功能分级Child A。

Ⅰb：单个或两个肿瘤最大直径之和≤5cm，在半肝，无癌栓、腹腔淋巴结及远处转移；肝功能分级Child A。

Ⅱa：单个或两个肿瘤最大直径之和≤10cm，在半肝或两个肿瘤最大直径之和≤5cm，在左、右两半肝，无癌栓、腹腔淋巴结及远处转移；肝功能分级Child A。

Ⅱb：单个或两个肿瘤最大直径之和＞10cm，在半肝或两个肿瘤最大直径之和＞5cm，在左、右两半肝，或多个肿瘤无癌栓、腹腔淋巴结及远处转移；肝功能分级Child A。肿瘤情况不论，有门静脉分支、肝静脉或胆管癌栓和（或）肝功能分级Child B。

Ⅲa：肿瘤情况不论，有门静脉主干或下腔静脉癌栓、腹腔淋巴结或远处转移之一；肝功能分级Child A或B。

Ⅲb：肿瘤情况不论，癌栓、转移情况不论；肝功能分级Child C。

第二节　肝脏肿瘤射频消融术

射频消融的基本原理是在影像设备（CT、B超等）或腹腔镜引导下，由射频电极针将射频发生仪产生的480KHz的高频电磁波，直接导入肿瘤靶组织，激发作用部位组织细胞内的离子高速振动产生摩擦热，并传导到邻近组织，随着局部温度的升高，靶组织的蛋白质变性，组织凝固性坏死，最终在电极针周围产生一个球形消融区域。

一、射频消融的适应证和禁忌证

（一）适应证

（1）通常适用于单发肿瘤，最大直径≤5cm；或肿瘤数目≤3个，且最大直径≤3cm。

（2）无血管、胆管和邻近器官侵犯及远处转移。

（3）肝功能分级为Child Pugh A或B，或经内科护肝治疗达到该标准。

（4）对于不能手术切除的直径＞5cm的单发肿瘤，或最大直径＞3cm的多发肿瘤，局部消融可以作为姑息性综合治疗的一部分。

（二）禁忌证

（1）肿瘤巨大或者弥漫型肝癌。

（2）伴有脉管癌栓、邻近器官侵犯或远处转移。

（3）肝功能分级为Child C，经护肝治疗无法改善者。

（4）治疗前1个月内有食管（胃底）静脉曲张破裂出血。

（5）不可纠正的凝血功能障碍和明显的血常规异常，具有明显出血倾向者。

（6）顽固性大量腹水，恶病质。

（7）合并活动性感染，尤其是胆管系统炎症等。

（8）肝肾、心肺、脑等主要脏器功能衰竭。

（9）意识障碍或不能配合治疗的患者。第一肝门区肿瘤应为相对禁忌证；肿瘤紧贴胆囊、胃肠、膈肌或突出于肝包膜为经皮穿刺路径的相对禁忌证；伴有肝外转移的病灶不应视为绝对禁忌，仍然可考虑采用局部消融治疗，控制肝内病灶情况。

二、射频消融的操作方法

（1）术前禁食8小时，详细超声检查或者CT读片，明确肝脏病灶情况，制定合理的进针路径和布针方案。

（2）麻醉方案应视情况选择穿刺点局部麻醉、静脉镇痛、静脉麻醉、硬膜外麻醉或气管麻醉等镇痛麻醉方式。

（3）手术区域常规消毒、铺巾。

（4）再次全面超声或CT扫描，确定进针点，进针角度和布针方案。

（5）选择肋间进针，经超声或CT引导下，尽量选择先经过部分正常肝脏，再进入肿瘤。穿刺应该准确定位，避免反复多次穿刺，导致肿瘤种植、损伤邻近组织或肿瘤破裂出血等；如果进针过深，不应直接将电极针退回，而是应该在原位消融后，再退针重新定位，避免肿瘤种植；一般情况下应先消融较深部位肿瘤，再消融较浅部位肿瘤。

（6）参照各消融治疗仪的说明，进行消融治疗，逐点进行。为了确保消融治疗的效果，消融范围应该力求达到0.5cm的安全边界，一针多点的重叠消融方式可以保证消融范围和减少遗漏的发生；消融完成后，争取在拔针时进行针道消融，防止术后出血和肿瘤沿针道种植。

（7）治疗结束前再次行超声或CT全面扫描肝脏，确定消融范围已经完全覆盖肿瘤，力求保留0.5～1cm的安全消融边界，排除发生肿瘤破裂、出血、血气胸等并发症的可能因素。

第三节　肝脏肿瘤化学消融术

化学消融术是将无水乙醇、乙酸等化学药物经皮直接注射到肿瘤内，利用药物蛋白凝固特性，杀伤肿瘤细胞。这可以用于治疗孤立及少血供肝肿瘤，特别适合于孤立恶性肿瘤及少血供恶性肿瘤。但是对呈浸润生长的巨大肿瘤、严重黄疸、大量腹水、有明显出血倾向者禁忌。肝癌化学消融主要采用超声、CT等影像引导下经皮穿刺和监控注射方法进行，也可采用腹腔镜、开腹直视下注射的方法进行。

影像引导下肝癌化学消融治疗迄今已有30年的历史，日本学者于1983年采用超声引导下经皮无水乙醇消融（PEI）治疗小肝癌取得了良好的临床效果，成为第一种被采用的经皮穿刺肿瘤局部消融治疗技术。PEI治疗安全有效、操作简单、费用低廉、可重复性强，为肝癌及其他实体肿瘤提供了一种有效的治疗手段，也为射频、微波、激光、冷冻等肿瘤经皮热消融治疗奠定了基础。除无水乙醇外，也有醋酸（乙酸）和稀盐酸用于肝癌化学消融治疗的报道，但目前临床上还是以无水乙醇注射消融治疗最为常见。

一、适应证和禁忌证

（一）适应证

（1）直径<3cm的小肝癌，病灶数目不超过3个，或直径<4cm的单发病灶，肝储备功能差、心肺功能不全不能耐受手术或病灶散在分布于不同肝叶不宜手术者，或不愿手术者。

（2）肝癌术后复发，不宜或不愿再次手术者。

（3）多次TACE后疗效不佳或病灶残留复发，但肝动脉发生闭塞不能再行TACE治疗者。

（4）射频、微波、冷冻等物理消融治疗后病灶残留或复发病灶者。

（5）病灶靠近膈顶、胃肠道、胆囊、血管等部位，行射频、微波或冷冻等物理消融比较困难者，PEI可作为首选治疗方法之一。

（6）位于肝段或亚段门静脉分支的癌栓病灶。

（7）合并动门脉或动静脉瘘的肝癌病灶，TACE治疗前先行PEI治疗，可达到灭活肿瘤和闭塞瘘口的双重作用。

（8）对于5cm以上的大肝癌，可采取多点、多次注射技术。

（9）转移到头面部、胸壁、腹腔、盆腔等其他部位的肝癌病灶。

（10）肝癌淋巴结转移病灶。

（二）禁忌证

（1）肝功能为Child C级，有大量腹水者。

（2）肿瘤巨大，病灶呈浸润性生长者。

（3）弥漫性肝癌患者。

（4）无法纠正的凝血功能障碍。

（5）PLT<30×10^9/L（30×10^9/L<PLT<50×10^9/L为相对禁忌证）。

二、器材与操作技术

（一）影像引导设备

1.超声

用于肝癌化学消融的引导监视，具有方便、实时、经济、无辐射等特点，同时具备良好的监视能力，可随意换角度观察，有利于操作者定位。但由于声学成像特点的约束，含气体组织对于超声声影干扰较重，因此对特殊部位的肝癌如位于膈顶、邻近肠管、肺组织的病灶，超声穿刺引导和药物注射监视受到限制。

2.CT

密度分辨率高，定位准确，影像无重叠，获得的图像可清晰地显示穿刺断面的解剖结构，准确显示病变所在位置、外形、大小、肿瘤内部情况及病变与周围组织的空间关系，也可良好地显示乙醇和造影剂混合物在病变内的分布以及外流情况，便于控制治疗过程，有利于提高化学消融的疗效以及安全性。对位于膈顶、肝门附近、肝被膜下、胆囊旁、邻近胃肠道等特殊部位的肝癌病灶，与超声引导相比，CT引导更有优势。

3.磁共振成像（MRI）

MRI无电离辐射，且观察范围大，组织分辨率高，任意成像角度，以开放型MRI和透视技术为代表的新影像引导技术可达到实时监视的程度，具有广阔的应用前景。由于设备昂贵，同时需要无磁性介入器械等以及监护设备，目前难以普及。

（二）器械

化学消融器械主要为消融针。消融针的类型包括端孔针、多孔针、多子针和弯针。

1.端孔针

常规使用的细针即脊柱针（Chiba千叶针），规格有20～23G，多用21G或22G，针长15～20cm。针套内配有针芯，出水孔在针尖前端，可使化学消融剂精确地注射于肿瘤组织内。

2.多孔针

由日本某公司研制生产的一种PEA专用针，该针尖端封闭，在距尖端3mm处每隔120°有一侧孔，可使化学消融剂在肿块内更大范围均匀弥散，有20～22G，针长15～20cm等不同规格。

3.多子针

Quadra-Fuse多叉多孔注射针，包括针柄、15cm长的18G注射针杆和3支可伸缩子针。针柄头端锐利，尾部连接注射器，消融时3支子针从距头端2cm处的针杆侧孔向外穿出，相邻子针间隔120°，最大外展直径5cm。子针头端有4个间隔90°的侧孔，无水乙醇经由这些侧孔注入肿瘤内。

4.弯针

为带有外套管、头部可弯曲的25G肝穿针（Dchns，Cook），在外套管周围直径约2cm范围内可调整针尖位置，适用于病灶位置深、体积小，普通细针不易穿中者。由于细针方向性差、肝脏随呼吸上下运动，将针尖刺入病灶中心需花费较长时间反复调整，用可弯曲针则容易解决该难题，只要将套管针的针尖穿到病灶边缘，即可将头端可弯曲的细针通过套管刺入病灶内。对于较大病灶通过调节针尖的弯曲方向及针尖位置，一次穿刺多点注射，减少穿刺次数，缩短操作时间。

5.化学消融剂

99.5%分析纯无水乙醇。根据患者肿瘤的大小、深浅、与周围组织的关系、身体状况、患者对无水乙醇的耐受性决定其使用剂量，单次用量一般在30mL以下，最大不超过50mL。

三、术前准备

（1）通过影像及AFP或病理检查明确肝癌诊断。

（2）完善血常规、生化、凝血功能、肝功能、心电图等检查。

（3）术前根据CT、MRI等影像检查，了解病灶所在部位、大小以及与周围器官的关系，初步拟定安全可行的进针路线。

（4）详细了解病史，明确是否有高血压、糖尿病等疾病。

（5）了解患者的药物过敏史以及是否对酒精过敏。

（6）向患者及家属告知治疗风险，签署知情同意书。

（7）局麻患者术前禁食、水2～4小时；全麻患者禁食8小时、禁水4小时。

（8）建立静脉通道。

四、操作步骤

（一）超声引导下的步骤

（1）通常采用仰卧位，也可根据病灶所在肝段位置和周围组织毗邻结构关系采取俯卧位及其他体位。

（2）用超声普通探头定好穿刺点并做好标记。

（3）对手术区及进针孔道常规消毒，铺治疗巾。

（4）进针点用1%利多卡因3～5mL局部麻醉。

（5）用酒精或消毒液状石蜡涂抹局部皮肤，超声穿刺专用探头消毒处理后放置在预定穿刺点旁，在实时超声监视下，将穿刺针通过正常肝组织穿入肿瘤底部。

（6）拔出针芯后，用注射器注入无水乙醇，针尖部位肿瘤组织出现高回声覆盖，然后缓慢退针直至肿瘤顶端继续注射，对于较大和多发肿瘤可采取多点、多方向、多平面穿刺注射，观察无水乙醇是否均匀地在肿块内弥散，有无漏出肝包膜或腹腔等器官或组织。

（7）注射完成后，插好穿刺针的针芯，在肿瘤组织内停留3～5分钟，使无水乙醇充分凝固肿瘤组织，防止无水乙醇经针道渗漏到肝包膜或腹膜腔。将针尖退至肝包膜下，拔出针芯，确定无药液沿针道反流，肿瘤内外的压力达到平衡后，再缓慢拔出穿刺针。

（8）局部按压止血，用无菌纱布覆盖。

（二）CT引导下的步骤

（1）通常采用仰卧位，也可根据病灶所在肝段位置和周围组织毗邻结构关系从可行、安全的进针入路采取俯卧位及其他体位。

（2）在患者体表放置金属标志线，CT扫描确定穿刺进针位点和入路。

（3）手术区常规消毒、铺巾。

（4）进针点1%利多卡因3～5mL行局部麻醉。

（5）根据CT所测量的角度，在平静呼吸下，使用特制量角器或CT穿刺导向器引导下将穿刺针穿入肿瘤组织。进针后，再行CT扫描，观察是否需要继续调整进针角度及深度。使用CT引导时，对于较大的肿瘤可采用多针、多点同时定位穿刺。

（6）将无水乙醇与适量碘化油或非离子造影剂混合，便于CT扫描时清晰显示无水乙醇在肿瘤内的弥散范围。无水乙醇与碘化油或非离子造影剂通常以10∶1体积混合。用1～2mL注射器抽取无水乙醇混合液经穿刺针注入肿瘤组织内，每注射5～10mL行CT扫描一次，观察瘤内无水乙醇和造影剂混合液的充盈情况以及是否出现消融剂渗漏现象。一般认为，瘤体内药物的充盈程度与疗效成正相关，如果肿瘤局部沉积欠密实，应补充注入适量药物，直到密实沉积。

（7）注射完成后，插好穿刺针的针芯，在肿瘤组织内停留3～5分钟，使无水乙醇充分凝固肿瘤组织，防止无水乙醇经针道渗漏到肝包膜或腹膜腔。将针尖退至肝包膜下，拔出针芯，确定无药液沿针道反流，肿瘤内外的压力达到平衡后，再缓慢拔出穿刺针。

（8）局部按压止血，用无菌纱布覆盖。

五、术后处理

（1）术后嘱患者卧床休息12小时，24小时禁止剧烈活动。

（2）观察患者是否有醉酒样反应，术后鼓励患者多饮水。

（3）有呕吐患者术后禁食3～6小时。

（4）严密监测生命体征6小时。

（5）及时给予输液、止痛、护肝处理。

（6）观察患者手术区是否疼痛及有无腹膜刺激征。

（7）穿刺针道经过胸腔、肺组织的患者，观察是否有气胸。

（8）术后2～3天复查血常规和肝肾功能。

第四节　肝脏肿瘤经导管肝动脉栓塞术

一、适应证和禁忌证

（一）肝动脉化疗栓塞的适应证

（1）TACE的主要适应证为不能手术切除的中、晚期HCC，无肝肾功能严重障碍者，包括：

①巨块型肝癌：肿瘤占整个肝脏的比例＜70%。

②多发结节型肝癌。

③门静脉主干未完全阻塞或虽完全阻塞但肝动脉与门静脉间代偿性侧支血管形成。

④外科手术失败或术后复发者。

⑤肝功能分级（Child-Pugh）A级或B级，ECOG评分0～2分。

⑥肝肿瘤破裂出血及肝动脉-门静脉分流造成门静脉高压出血。

（2）肝肿瘤切除术前应用，可使肿瘤缩小，有利于二期切除，同时能明确病灶数目。

（3）小肝癌，但不适合或者不愿意进行手术、局部射频或微波消融治疗者。

（4）控制局部疼痛、出血及栓堵动静脉瘘。

（5）肝癌切除术后，预防复发。

（二）肝动脉化疗栓塞的禁忌证

（1）肝功能严重障碍（Child-Pugh C级）。

（2）凝血功能严重减退，且无法纠正。

（3）门静脉主干完全被癌栓栓塞，且侧支血管形成少。

（4）合并活动性感染且不能同时治疗者。

（5）肿瘤远处广泛转移，估计生存期<3个月者。

（6）恶病质或多器官功能衰竭者。

（7）肿瘤占全肝比例≥70%癌灶，如果肝功能基本正常，可考虑采用少量碘油乳剂分次栓塞。

（8）外周血白细胞和血小板显著减少，白细胞<3.0×10^9/L（非绝对禁忌，如脾功能亢进者，与化疗性白细胞减少有所不同），血小板<60×10^9/L。

二、操作步骤

与其他手术一样，良好的术前准备是手术成功的基础，特别是术前良好的医患沟通和心理辅导，是顺利完成肝动脉化疗栓塞术的关键。

（一）肝动脉化疗栓塞术前准备

（1）若使用碘离子型造影剂，需要行碘过敏试验。

（2）术前皮肤准备。

（3）常规禁食、禁水4小时。

（4）做好术前评估：术前充分了解和熟悉患者的病情，查看动脉血管条件，选择好穿刺部位，仔细阅读现病史、用药史、手术史，翻阅既往和现在的影像学资料，特别需要认真了解肝脏的CT血管重建图像，做好术前设计，这样将有助于缩短手术时间。

（5）充分良好的医患沟通：内容包括是否有适应证、禁忌证，术前准备情况，手术治疗方案，替代治疗方案，手术中及手术后存在的风险及应对措施等，并签署相关知情同意书。

（6）器材的准备：穿刺针、导管鞘、导管、化疗药物及栓塞剂等。

（二）肝动脉化疗栓塞术操作步骤

1.选择穿刺部位

一般选择股动脉穿刺插管，若情况不允许，可穿刺桡动脉。常规选择右侧股动脉，若右侧血管条件无法满足手术需要，则可选择对侧股动脉。

2.体位与消毒

患者一般取平卧位，常规消毒铺巾，铺无菌大单。取腹股沟韧带与股动脉交界处下方1～2cm为穿刺点，2%利多卡因局部逐层麻醉，切2～3mm大小的皮肤切口。目前，临床使用新型股动脉穿刺套件，也可不切开皮肤，直接穿刺股动脉。

3.穿刺与插管

使用5F或6F穿刺针在选定的穿刺点使用Seldinger穿刺法穿刺，见有血液喷出后，在电视监视下放入导引导丝，置入动脉鞘，用1：5000的肝素生理盐水封管。经动脉鞘置入5F或6F阻管或Yashiro管，阻管需要在主动脉弓塑性，即将RH送至主动脉弓，使其舒展成自然状态，然后旋转RH，待其短臂位于患者左侧，长臂位于右侧，缓缓向下推拉导管；Yashiro管在肾动脉塑性即可，在T_{12}~L_1水平反复试探，当发现导管尖端略有顿挫感时，使用2.5mL的注射器推注造影剂，即"冒烟"，待确认进入腹腔动脉后，可进行造影，观察腹腔干及肝总动脉、脾动脉走行，以确定选择性造影导管放置的位置。

4.造影和诊断

造影剂选用碘海醇或碘普罗胺，造影剂总量为20~40mL，高压注射器参数设置流量为4~6mL/s，压力为250~300psi（145psi=1MPa），门静脉主干显影后停止，仔细查看动脉期、实质期及静脉期，若发现某部分肝脏未显影，可能需要进一步进行肠系膜上动脉甚至膈下动脉造影，以明确是否有肝癌的异位供血。造影证实在腹腔动脉后，导入导丝，引导导管超选进入所需动脉，再次造影。若RH或Yashiro管无法进入所需动脉，可选用相应型号的微导管。根据造影的表现，确定病变的大小、部位、数量及其类型，并明确是否有门静脉主干癌栓形成，是否有肝动脉-肝静脉瘘或肝动脉-门静脉瘘。

5.治疗与评估

根据造影后病变，选择是否栓塞及栓塞剂的类型和用量，可先使用部分化疗药物灌注，然后进行选择性栓塞，有多支供血动脉时，分别予以选择性栓塞，以尽量降低或减少对非癌肝脏中的损伤。若有动静脉瘘，则需要在使用吸收性明胶海绵、生物微球、弹簧圈等封堵后再进行栓塞。栓塞完成后，再次造影，以确定是否需要进一步追加栓塞剂。栓塞完成后，将剩余化疗药物灌注。术后使用沙袋或压迫器压迫穿刺点，卧床休息，制动8小时，观察24小时，逐渐下床活动。

（三）操作要点和注意事项

1.关于穿刺部位的选择

因为大多数人习惯使用右手，且术者多在患者的右侧，故在选择穿刺部位时，最好选择右侧肢体血管为穿刺点，如桡动脉、股动脉。对于右侧血管条件不好，或多次反复在同一部位穿刺，导致穿刺困难时，可选择对侧。若考虑要多次同一血管穿刺，可先选择远心端血管，以后逐渐向近心端靠近，以充分利用现有的血管条件。

2.关于体位与消毒的选择

对于选择性肝动脉化疗栓塞术，常规选择平卧位即可。在保证患者舒适的同时，最好将双下肢分开达一定的距离，以利于穿刺。消毒时，若选择腹股沟血管，上界应该平脐，下界应该到膝关节，选择常规外科消毒剂即可。

3.关于穿刺与插管

根据术前评估的结果，选择穿刺鞘管，大多数患者选用5F穿刺针。穿刺针斜面向上，与皮肤的夹角为30°～45°，穿刺方向与穿刺血管走行一致，利于提高穿刺成功率。在电视透视条件下，确定穿刺是否成功，这将有助于减少穿刺相关并发症的发生，如穿刺血肿及夹层动脉瘤，导引导丝置入不宜过深，置入穿刺鞘时，导引导丝尾部最好位于穿刺鞘后端10cm左右，以防止置入穿刺鞘时将导引导丝带入体内血管，导致事故的发生。

4.关于导管的选择

RH与Yashiro管各有所长。RH管需要推入主动脉弓塑性，会增加射线的暴露量；Yashiro管虽然不需要推入主动脉弓塑性，但对于某些血管，插管的成功率较RH管低。若RH和Yashiro等导管无法进入，宜早日选用微导管，具体选择哪种导管，需要根据术前CT等影像所显示血管条件来选择，特殊情况下是根据造影所显示的腹腔干和肝动脉走行来确定。判断导管是否进入肝动脉最好的方法是"冒烟"。在冒烟之前，最好将光圈缩小，这将有助于减少射线的暴露率，以达到保护患者和术者的目的。

5.关于造影和诊断

造影剂最好选用非离子型造影剂，以减少碘过敏的发生率。造影之前，目的一定要明确，控制好造影剂的用量，以减少造影剂不良反应的发生。造影时，最好待门静脉主干显影后再停止，以利于观察是否门静脉癌栓形成。在造影结束后，需要仔细阅读回放造影片段。第一，需要明确是否有肿瘤的影像；第二，要确定是否能行栓塞治疗；第三，需要排除相关的禁忌证，如门静脉癌栓完全堵塞主干，一旦栓塞肝动脉，肝脏的血供将完全被栓塞，导致严重的后果，同时也注意有否肝动脉-门静脉瘘及肝动脉-肝静脉瘘。

6.治疗和评估

根据造影诊断的结果，设计好栓塞的方案，如使用哪种栓塞剂？超选入哪支血管？使用多大的栓塞量？均要做到心中有数。栓塞过程中，需要仔细观察，根据患者的实际情况、术中的反应等情况，适当做出调整。

评估其实是贯穿整个介入术过程中的各个环节，包括术前、术中、术后的评估。此外，术后的随访也至关重要。

三、常用化疗药物和栓塞剂

（一）肝动脉化疗栓塞常用药物

常用化疗药物如下。

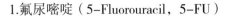

1.氟尿嘧啶（5-Fluorouracil，5-FU）

即抗细胞代谢药物，在细胞内转化为有效的氟尿嘧啶脱氧核苷酸后，通过阻断脱氧核糖尿苷酸转化为胸苷酸，干扰DNA的合成。氟尿嘧啶同样可以干扰RNA的合成。静脉用药后，氟尿嘧啶广泛分布于体液中，并在4小时内从血液中消失。它在被转换成核苷酸后，被活跃分裂的组织及肿瘤细胞优先摄取，氟尿嘧啶容易进入脑脊液中。约20%以原型从尿排泄，其余大部分在肝脏中被代谢。成人常用量：动脉插管注射，每次0.75～1.0g，老年人、肝肾功能不全，特别是骨髓抑制者应降低用量。

2.替加氟

为氟尿嘧啶的衍生物，在体内经肝脏活化转变为氟尿嘧啶而起抗肿瘤作用，在体内干扰、阻断DNA、RNA及蛋白质合成，是抗嘧啶类药物，为细胞周期特异性药物，化疗指数为氟尿嘧啶的两倍，毒性仅为氟尿嘧啶的1/7～1/4。单药成人每日剂量800～1000mg或按体重一次15～20mg/kg，溶于5%的葡萄糖注射液或0.9%的氯化钠注射液500mL中静滴。

3.顺铂

属于细胞周期非特异性药物，类似于双功能烷化剂，有较强的广谱抗癌作用。顺铂是一种高二价铂，同两个氯原子和两个氨分子结合的重金属络合物，可干扰DNA复制，高浓度时抑制RNA及蛋白质合成，细胞毒性强。常用剂量为20mg/m²，大剂量为每次80～120mg/m²，以100mg/m²为宜。为预防本品的肾脏毒性，需充分水化，使用当日输等渗盐水或葡萄糖液3000～3500mL，并用氯化钾、甘露醇及呋塞米（速尿），每日尿量2000～3000mL。

4.奥沙利铂

具有细胞毒作用的其他抗癌药物，奥沙利铂属于新的铂类抗癌药，其中铂原子与1，2-二氨环己烷（DACH）及一个草酸基结合，是单一对应结构体。奥沙利铂的推荐剂量为85mg/m²，使用5%的葡萄糖注射液250～500mL稀释后使用。

5.丝裂霉素

属于细胞周期非特异性药物。由链霉菌提取，化学结构具有苯醌、乙酰亚胺基及氨甲酰3个活性基团，作用与烷化剂相似，与DNA链形成交联，抑制DNA复制，对RNA也有抑制作用。输注后迅速进入细胞内，肌肉、心、肺、肾中浓度较高。主要在肝代谢，由尿排出，24小时尿排出约35%，常用剂量为每次6～8mg，以0.9%的氯化钠注射液溶解后使用。

6.阿霉素

属于周期非特异性药物，是一种抗肿瘤抗生素，可抑制RNA和DNA的合成，对RNA的抑制作用最强，抗瘤谱较广，对多种肿瘤均有作用，对各种生长周期的肿瘤细胞都有杀灭作用。表柔比星单独用药时，成人剂量为按体表面积一次60～90mg/m²，联合化疗时，每次50～60mg/m²。

7.表柔比星

为细胞周期非特异性药物。为阿霉素的同分异构体，作用机制是直接嵌入DNA碱基对之间，干扰转录过程，阻止mRNA的形成，从而抑制DNA和RNA的合成。此外，表柔比星对拓扑异构酶也有抑制作用。对多种移植性肿瘤均有效。与阿霉素相比，疗效相等或略高，但对心脏的毒性较小。常规剂量，成人剂量为按体表面积一次60～120mg/m²。

上述化疗药物，可单独和（或）联合使用，使用时应根据患者的身高、体重、一般情况、血常规、肝肾功能等情况综合评估后进行，对于老年人、肝肾功能不全者，需要根据情况调整用药，以防止严重的不良反应发生。

（二）肝动脉化疗栓塞常用栓塞剂

1.碘化油

目前最常用和理想的栓塞剂，同时也可作为一种显影剂，能较长时间选择性地滞留在瘤体组织内。常与上述化疗药物按比例混合，使化疗药物在肿瘤内缓慢释放，从而延长化疗药物的作用时间。作为显影剂时，能反映肿瘤的大小和形态变化，能发现常规检查技术无法发现的小病变。

2.无水乙醇

是一种永久性液体栓塞剂，注入血管后能引起血管内膜损伤，从而导致肿瘤凝固性坏死，永久闭塞血管，且不易产生侧支循环。随着介入技术的进步，在精确进入肿瘤血管的情况下，也可使用无水乙醇栓塞治疗。

3.聚乙烯醇（polyvinyl alcohol，PVA）

一种高分子聚合物，白色片状、絮状或粉末状固体，无味，溶于水。栓塞效果持久，使用前与造影剂按比例混合。

4.吸收性明胶海绵

是一种中–短效栓塞剂，早期需要操作者剪成自己所需的大小，如1～2mm，与造影剂混合后使用，用于肝动静脉瘘或肝动脉–门静脉瘘的患者，近来已有成品，直径为150～2000μm，可根据需要选择使用。

5.不锈钢弹簧圈

多用于动静脉瘘口的封堵，与其他栓塞剂联合时也可用于肿瘤大血管的栓塞。根据拟栓塞血管大小选择弹簧圈的直径。

6.生物微球

为长效栓塞剂，多用于其他栓塞剂栓塞后的补充栓塞，直径有100～300μm、300～500μm等各种规格，最大有1200μm。可根据栓塞肿瘤血管的大小选择。

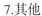

7.其他

如携带化疗药物的缓释微球、放射性粒子、中药乳剂等。

四、肝动脉联合门静脉化疗栓塞术

单纯肝动脉化疗栓塞术（TACE）后仅有20%～30%的肿瘤组织呈完全坏死，即使多次重复治疗仍有癌组织残存，其远期疗效仍不够理想，其主要原因是门静脉参与了肿瘤周围供血。TACE尽管导致大部分肿瘤细胞坏死，由于肝癌的肝内动脉系统和门静脉系统之间存在吻合支，在阻断肿瘤的供血动脉后，门静脉血供代偿性增加，且门静脉血向肝动脉逆流，成为癌灶周围残留肿瘤细胞的主要供血来源。此外，TACE术后肿瘤周围门静脉血供代偿性增加，成为新供血的主要来源。故如何完全阻断肝脏肿瘤的供血，成为近年研究的热点之一。

自20世纪20年代起，就有陆续关于门静脉栓塞术（portal vein embolization，PVE）的研究，并于20世纪80年代后期应用于临床。PVE不但可以使非栓塞侧肝组织增生，增加余肝体积（FLR），使二期手术切除机会增多，还可以限制门静脉内癌栓的蔓延，因此方法阻断了门静脉血流，能限制肿瘤生长，已在目前肝癌介入治疗中越来越多地被应用。TACE联合PVE，首先完全阻断肝脏转移灶的血供，达到肿瘤完全坏死的目的。PVE对门静脉系统的癌栓更具有直接的杀伤作用，对防止肿瘤复发、转移有积极意义。

1.肝动脉联合门静脉化疗栓塞术的价值

PVE联合TACE可以扩大外科手术适应证、防止肿瘤沿门静脉播散、配合动脉灌注使肿瘤完全坏死、防止门静脉瘤栓形成。

2.肝动脉联合门静脉化疗栓塞术的方法和材料

（1）首先行肝动脉化疗栓塞术，方法同前述。

（2）门静脉化疗栓塞术方法和材料：PVE通常有经皮经肝途径、经回结肠静脉及经皮经脾静脉三种途径。因经回结肠途径需在麻醉下行开腹术或腹腔镜术，将导管插入回结肠静脉。虽然在开腹术中可探查肿瘤侵及的范围，但由于需麻醉和开腹，风险较大，仅在无法经皮介入设备情况下应用，而在腹腔镜下插管操作难度较大，也不易成功。经皮穿脾途径应用相对较少，虽有不损伤肝实质、不需避开瘤体等优点，但这种方法容易损伤脾实质，引起脾出血可能。经皮经肝门静脉栓塞术简便易行，并发症少，近年来已成为PVE的主要途径。经皮经肝穿刺亦可分为从栓塞侧肝叶入针和从对侧肝叶入针两种。从对侧进针栓塞，方法上容易，且可避开瘤体，但因穿刺点位于非栓塞叶上，如果操作不注意，可导致胆道出血、肝动脉-门静脉瘘、门静脉血栓，影响健侧肝脏功能，故一般只在经栓塞侧无合适穿刺途径情况下使用。

门静脉栓塞术（portal vein embolization，PVE）操作方法为在行首次TACE术同时行

PVE术。根据CT扫描特点及通过间接门静脉造影获得的门静脉系统情况确定穿刺路径，一般经栓塞侧门静脉分支进针，避免损伤健侧肝叶。具体操作步骤如下：术前半小时镇痛、镇静后，患者仰卧DSA台，根据术前确定的穿刺路径，确定穿刺点，局部麻醉后，采用22G Chiba肝穿针进入肝内，对着肝门，在$T_{12} \sim L_1$锥体旁2cm停止进针，边退针边回抽有血后，注入少量对比剂，确定为门静脉后，送导丝并交换PTCD套管，送入门静脉主干，交换入导管鞘，先用猪尾巴导管在肠系膜上静脉附近行门静脉造影术，充分显示门静脉主干及各级分支。再交换导管超选择到需要栓塞的各级分支内，透视下缓慢注入适量PVA或PVA+碘化油乳化剂进行栓塞治疗，具体剂量以靶血管血流基本停滞为标准，其后可用弹簧圈栓塞拟栓塞门静脉分支或左右干。栓塞完成后再次行门静脉造影，确定靶血管达到完全栓塞。最后交换入PTCD套装外套管，穿刺通道内注入2mm×1cm吸收性明胶海绵条数枚以防止出血，结束后腹带加压包扎。

3.门静脉化疗栓塞术常用的栓塞剂

PVE常用的栓塞剂有碘油、吸收性明胶海绵、氰基丙烯酸盐黏合剂（NBCA胶）、弹簧圈、凝血酶、无水乙醇、PVA。各种栓塞剂在门静脉栓塞中作用无显著性差异，但何种为最佳材料，尚无定论。一种理想的门静脉栓塞剂应该是患者易于耐受，不容易产生再通和使用方便。有报道采用碘油+PVA混合对比剂的乳化剂，并根据栓塞情况酌情加用弹簧圈，其中碘油能有效地在肝脏中存留以便于以后的影像学检查；PVA颗粒能栓塞细小门静脉分支，且作用持久、便宜、安全，很少引发门静脉炎；弹簧圈阻塞大的门静脉分支，并有防止PVA反流的功能。不同栓塞材料的协同，可彻底栓塞门静脉。

近年来，许多学者在PVE的方法、材料、适应证等一系列方面做了大量工作，使得其临床应用越来越得到重视，因PVE术能有效诱导预计残余肝（future remnant liver，FRL）的体积增大和功能增强，扩大手术适应证，并减少术后肝功能衰竭、感染、出血的发生及降低术后死亡率。进一步采用PVE联合TACE的介入治疗方法为晚期肝癌，尤其是伴门静脉癌栓形成的肝癌治疗带来了新的希望。

第五节　肝脏肿瘤微创介入治疗的护理

一、肝癌肝动脉栓塞化疗的护理

肝癌是严重危害人们健康的常见恶性肿瘤之一，素有"癌中之王"之称，其发病率有上升趋势，因肝癌起病隐匿，大多数病例发现时已经属于中晚期，失去了手术切除的机会。随着介入放射学的迅速发展，动脉灌注化疗和栓塞化疗治疗已成为目前不能手术切除的晚期肿瘤病人较有效的治疗方法。动脉灌注化疗不仅使癌细胞的生物膜系统破坏，蛋白合成发生障碍、酶系统受到损害，而且使肿瘤间质同时出现血管减少，瘤内供血障碍促使瘤细胞坏死；动脉栓塞化疗则可获得较长时间、较高浓度的抗癌效果，不仅对瘤体有直接杀伤作用，同时动脉灌注区的黏膜亦有一定浓度的抗癌药物，能一定程度上促使原位癌或残存癌细胞消失。由于栓塞的肿瘤血管萎缩，纤维化甚至闭塞，使癌症引起的一系列症状得到控制。肝动脉栓塞化疗术（TACE）是选择性地将导管插入肝固有动脉或肿瘤供血分支，然后经导管注入栓塞剂和化疗药物的治疗方法。由于癌组织血液供应主要来自肝动脉，其栓塞后，癌组织缺血性坏死。因此，TACE可有效提高中晚期肝癌患者的平均生存期和手术切除率。

（一）术前护理

1.护理评估

（1）详细了解病人的病情、生命体征及病史，治疗经过，饮食、睡眠情况。

（2）掌握病人当前的心理状态：焦虑、忧郁、恐惧。

（3）了解病人的家庭状况及家庭主要成员对患者的关爱程度，亲友、社会的支持状况。

（4）了解患者和家属对疾病的认识程度及应对方法。

（5）了解患者受教育的程度，对接受介入微创治疗的态度。

（6）了解病人的身体情况及营养状态。

（7）有无介入手术禁忌证（相对性）。

2.心理护理

（1）介入治疗相对内、外科来说是一种比较新的治疗方法，很多病人及其家属对此不甚了解，甚至可能抱有怀疑的态度，故容易造成紧张心理，护理人员应与病人及家属多交谈，说明介入治疗的目的、方法、预后、可能发生的并发症及注意事项，并说明介入治疗的安全性、重要性及优越性。请术后成功的病友介绍自身体会，使病人消除焦虑、紧张及恐惧的心理并积极配合治疗。介入治疗当天通知家属陪同，使病人更有安全感。

（2）介入病房收治的病人大部分是晚期肿瘤患者，他们有的是被内科、外科或放疗科拒绝，有的甚至去过很多医院，对这部分患者来说，介入治疗是他们的最后希望，所以对护理人员要求高，心理压力大。

3.术前准备

（1）检查检验结果是否有异常，若有异常或漏检项目，应及时报告主管医生。

（2）通知家属来院，由主管医生详细介绍手术情况及可能出现的并发症，并请病人和家属一起签署手术知情同意书。

（3）训练患者床上大小便。

（4）按医嘱做碘过敏试验，并做好记录，必要时做青霉素及普鲁卡因皮试。

（5）按医嘱进行手术野皮肤准备，范围视插管部位而定（如经腹股沟区股动脉或静脉插管，需从脐平至大腿上1/2处双侧备皮，经腋动脉插管则需腋窝备皮）。

（6）手术当天清晨测量体温、血压、脉搏、呼吸。

（7）如发现病人有以下情况应及时报告主管医生：血压高、发热（体温38℃以上）、感冒或病人来月经、备皮部位有感染等。

（8）术前2小时禁食，以免术中因用化疗药引起呕吐导致窒息。

（9）送手术前核对病人姓名、床号，检查术野皮肤，排空膀胱（行盆腔介入治疗的病人须予停留尿管），除去发夹、活动性义齿，穿戴病服，贵重物品交家属保管。

（10）按医嘱准备好术中所需物品（如胆道引流瓶）和药物（化疗药、止吐剂、造影剂、麻药、肝素、生理盐水、栓塞剂等）。

（11）术前30分钟肌内注射安定10mg，带病历、CT片、所需物品和药物至介入手术室。

（12）与介入手术室护士交班，核对病人姓名、住院号、年龄、诊断、物品和药物。

（13）病房备好急救物品和药品，以防病人术后发生意外。

4.药物的准备

（1）栓塞剂，如碘化油、吸收性明胶海绵等。

（2）抗癌药物，如多柔比星（ADM）、氟尿嘧啶（5-Fu）、顺铂（DDP）、丝裂霉素（MMC）、羟喜树碱（HCPT）等。

（3）止呕药物，如格雷司琼、昂丹司琼、枢丹、奈西雅等。

（4）奥美拉唑、西咪替丁防止胃肠道应激性溃疡。

（5）使用抗生素预防手术感染，使用激素等以减少术中及术后不良反应。

以上药物均按医嘱准备。

5.健康教育

（1）注意保持皮肤的清洁干燥。

（2）指导患者严格戒烟，并进行有效咳痰（手压住胸腹部，深吸气后用力自肺深部咳出）和呼吸功能锻炼（腹式呼吸锻炼），有利于肺功能的恢复和肺部分泌物的排出。

（3）保持良好的睡眠。

（4）按医嘱或麻醉方式禁食、禁水。

（5）排空膀胱。

（6）除去发夹、活动性义齿，不穿自己的衣服，贵重物品交家属保管。

（7）如有感冒、发热或血压、血糖升高要告知医生或护士。

（二）术中护理

（1）热情接待患者，与病区护士做好交接。核对病人信息、术中所需药物等。

（2）协助患者取平卧位，两手放于身体两侧。

（3）打开手术包，协助医生穿好手术衣。

（4）给患者接上心电监护仪。

（5）协助医生取2%利多卡因进行腹股沟局部麻醉。

（6）按要求配制化疗药，注意做好防护。

（7）术中随时观察生命体征的变化，注意患者情况，在灌注过程中询问患者的感觉。

（8）协助医生完成对患者穿刺点的压迫止血和包扎，安全护送患者回病房，与病房护士做好交接，向患者及家属做好相关指导。

（三）术后护理

1.常规护理

（1）与介入手术室工作人员交接班，了解病人术中情况及用药情况。

（2）每30～60分钟测量血压、脉搏、呼吸一次，连续3小时，若发现生命体征异常，应立即报告医生并及时处理。

（3）嘱患者卧床休息12小时，沙袋压迫穿刺点，术侧下肢制动6小时，观察穿刺点是否渗血及血肿，若有渗血应重新加压包扎，保持穿刺点清洁干燥，防止感染。

（4）因穿刺点长时间压迫，所以要观察术侧下肢皮肤颜色、温度、感觉的变化、足背动脉的搏动情况、是否肿胀。若发现下肢疼痛、肤色苍白或发绀、发凉，足背动脉搏动减弱或消失，应该考虑到下肢血运不良或血栓形成，立即报告医生及时处理。

（5）按医嘱给予静脉补液，注意观察尿液的量及性状并做好记录，应保持每日尿量在2000mL以上，注意嘱病人多喝水，以减轻化疗药物对肾脏的损害。如出现少尿、血尿，应立即报告医生，及时利尿，静脉点滴5%的碳酸氢钠以碱化尿液。

（6）注意观察病人疼痛情况，及时对症处理。

（7）术后3天给予测体温，若腋温38.5℃以上应及时给予物理或药物降温。

（8）术后24小时给予解除加压包扎，观察穿刺点情况，给予防水无菌纱布覆盖针口。

2.术后不良反应及并发症的护理

（1）疼痛的护理：WHO在1979年对"痛"下定义为"由造成或有可能造成组织损伤的各种刺激引起的一种不愉快的感觉，常伴有痛苦的心理、情绪的感觉"，由此可见痛是主观的，不愉快的感觉，伴有复杂的生理、心理活动。

癌痛是恶性肿瘤患者常常伴随的一个痛苦症状。肝癌介入治疗后，栓塞（或化疗药物）使肿瘤组织缺血、水肿和坏死可引起不同程度的手术后暂时疼痛，可造成患者精神上的过度紧张和焦虑，常使疼痛加重。患者常因此认为病情加重，治疗效果不好，心情低落，烦躁不安甚至拒绝合作。此时护士应了解患者的心理，采取相应的护理措施，给予正确的引导，告诉患者疼痛是介入治疗的一种常见反应，烦躁会加重疼痛。

患者疼痛时护士应观察记录疼痛性质、程度、时间、发作规律、伴随症状及诱发因素，分散患者的注意力，如听音乐、看电视、谈心等；并调整舒适的体位，指导患者应用松弛疗法。对于疼痛要严格按照三阶梯止痛法给予用药，定时给药，联合用药，并观察记录用药后效果。

（2）发热的护理：发热大多是化疗药物或栓塞剂注入肿瘤组织使瘤组织坏死，机体吸收坏死组织所致，一般在栓塞化疗后1~3天出现，通常在38℃左右，经过对症处理后7~14天可消退。对栓塞化疗病人，术后3天内应予测量体温，当腋温为38.5℃以上时应嘱患者卧床休息，保持室内空气流通，室温在18~22℃，湿度在50%~70%，并给予清淡、易消化的高热量、高蛋白且含丰富维生素的流质或半流质饮食，鼓励患者多饮水、汤、果汁等。选择不同的物理降温法，如冰敷、温水或酒精擦浴、温盐水灌肠等，若无效则按医嘱使用解热镇痛药，如百服宁、复方氨基比林，必要时加用地塞米松等。病人高热时还要保持口腔清洁，注意保暖，出汗后及时更换衣服，不要盖过厚的被子，以免影响机体散热，遵医嘱给予补液和抗生素，记录降温效果，高热致呼吸急促者给予低流量吸氧。若体温持续在38.5℃以上不退，应给予抽血进行细菌培养及药敏试验。

（3）消化道反应：由于部分化疗药物进入胃、十二指肠、胆囊、胰腺动脉，化疗后大部分患者可出现不同程度的胃肠道反应，可持续一周左右，如食欲缺乏、恶心呕吐、胃部不适、腹泻、便秘、厌食及味觉改变等。对于这些患者应给予耐心的心理护理，使其思想放松，若味觉减退者可加大调味品的含量，多吃酸性食物或者新鲜水果。对恶心呕吐严重者要按医嘱给予药物对症治疗，如甲氧氯普胺20～40mg肌内注射或静脉注射，或给予格拉司琼3mg、昂丹司琼8mg静脉推注，呕吐频繁和腹泻者给予支持疗法，静脉补充足够的营养液及电解质，保持水、电解质平衡，注意观察呕吐物及大便的性质、颜色和量，防止消化道出血，便秘者给予通便药物，如多潘立酮、果导、乳果糖、番泻叶等，同时合理调节饮食，多进食高蛋白、高热量、高维生素、易消化的食物，保证舒适的环境和体位，使患者能得到充分的休息，保持良好的精神状态，提高治疗的信心。

（4）肾脏的毒性反应：有些抗癌药物如DDP对肾脏有较强的毒性，术前应向病人解释清楚，术前一天予输液3000mL以上，术后3天之内应鼓励患者多饮水，增加补液量，并适当应用利尿剂，监测肾功能、尿常规和尿量，保证每日入水量在3000mL以上，尿量在2000mL以上，碱化尿液，加速药物从肾脏排泄，减轻毒性作用。

（5）肝脏的毒性反应：许多药物均能不同程度地损害肝脏，出现肝功能损害，故术前均应常规检查肝功能，异常者先行护肝疗法，术后继续应用保肝药物如必需磷脂、阿托莫兰、葡醛内酯、维生素C等。

（6）呃逆：有些患者特别是肝癌或肺癌患者，由于介入治疗后病灶受化疗药物及其代谢产物、血管栓塞等因素影响，继发性引起膈肌充血或膈肌间接受到刺激产生痉挛可出现呃逆，轻者持续2～3天，重者可达一周以上，轻者嘱患者深吸一口气，然后慢慢呼出，反复多次，或用纱布包住舌尖轻轻地牵拉，反复多次，一般都可奏效，重者则需应用药物治疗，如丁溴东莨菪碱、654–2或哌甲酯肌内注射或者足三里注射。

（7）骨髓抑制：化疗药物均可不同程度地引起骨髓抑制，以白细胞减少最为严重，血小板和红细胞也可受到一定程度的影响，护士要协助医生做好血象的监测工作，如果白细胞<2.0×10^9/L则要对病人进行保护性隔离，入住单人病室，每天两次用紫外线照射消毒房间，控制探病，应用抗生素预防感染。按医嘱应用升白细胞药物，如非格司亭、吉粒芬等。嘱病人尽量不要外出，如果确需离开病房则戴口罩、添加衣服。对血小板减少的患者应注意是否有皮下出血现象，及时给予输注血小板，应用止血药等。红细胞减少者则予输注新鲜红细胞并服用补气、养血的中药。嘱患者注意做好自身保护，避免外力撞击以防出血。

（8）口腔黏膜损伤：化疗栓塞前让病人口含冰盐水或漱口液，出现溃疡者，给予钴胺素喷涂或喷洒喉风散，严重者可用钴胺素加重组人表皮生长因子（金因肽）含漱，若疼痛严重者给予0.5%的普鲁卡因含漱，保持口腔清洁，避免用牙刷刷牙。

（9）压疮：因肝癌介入后要求患者（特别是年老消瘦的患者）卧床休息加上术侧肢体制动，受压部位血运受阻，容易产生局部缺血而发生压疮，所以护士要定时查看患者受压部位的皮肤变化，鼓励患者床上翻身。

（四）健康教育

（1）告知患者卧床休息的重要性，手术侧下肢不可用力、弯曲，如果感觉术肢麻痹、感觉迟钝，应及时告知医护人员。

（2）若发现穿刺点渗血，不要惊慌，可立即用大拇指按压出血点，并马上呼叫医护人员处理。

（3）术后24小时内没有出血，管床医生会拆除绷带。

（4）鼓励患者多喝水，有利于造影剂和化疗药物毒素的排出。

（5）出院适当活动，注意休息，保持生活规律，避免过度劳累；禁止抽烟、喝酒。

（6）注意饮食调护：多食疏肝利胆、利湿退黄、清热解毒、益气养血、增强体质的食物，如新鲜蔬菜、水果、鲤鱼赤小豆汤、玉米须冬瓜汤、薏米仁粥及有"天然白虎汤"之称的西瓜，鸡蛋田基黄、鸡骨草田螺汤、黄芪粥、大枣粥、黄芪花生猪脚汤等。为了提高抵抗力，可适当食用一些清补类食物，如甲鱼、黑鱼、野鸭等。忌食油腻、辛酸刺激食物。

二、肝癌门静脉癌栓介入治疗的护理

由于肝癌起病隐匿，生长迅速，发现时往往已近晚期，易侵犯门静脉而形成门静脉癌栓（PVTT），作为肝癌晚期的重要并发症，阻塞门静脉易引起门静脉高压，导致上消化道出血和大量腹水，从而影响患者的预后。据报道原发性肝癌患者门静脉癌栓的发生率为60%～80%。这些患者往往不能耐受传统的外科治疗，而内科保守治疗的作用有限。介入治疗仍是目前公认的较好的治疗方法之一，其对改善患者生活质量、延长生命有一定作用。

（一）术前护理

1.护理评估

（1）掌握病人当前的心理状态：焦虑、忧郁、恐惧。

（2）了解患者和家属对疾病的认识程度。

（3）了解病人的身体情况及营养状态。

2.心理护理

（1）肝癌合并门静脉癌栓的患者的临床特点是病情重，症状较为明显。患者对疾病本身的消极恐惧及对行介入治疗的风险和预后有着很大的心理压力，严重者导致失眠、食欲下降等，间接影响术后的恢复。责任护士要积极参与术前讨论，充分了解病情，注重患者家属心理状态对患者的影响，应加强与患者的沟通，及时满足患者的合理要求，从而取得患者的信任，改善其心理状态。

（2）告知患者介入治疗的目的、术中操作过程、术前术后注意事项、术后不良反应、并发症及相应的护理措施，并向患者介绍成功的病例，邀请治疗效果好的患者现身说法，增强患者的信心，以取得患者的密切配合。

3.术前准备

（1）根据患者的情况制订护理计划和相应的护理措施。

（2）完善各项检查。

（3）皮肤准备。

（4）药物过敏试验。遵医嘱进行碘过敏试验，观察患者有无不良反应。碘剂过敏者，慎行介入治疗。

（5）训练床上小便，预防术后尿潴留。

4.健康教育

（1）注意保持皮肤的清洁干燥。

（2）指导患者严格戒烟，并进行有效咳痰（手压下胸腹部，深吸气后用力自肺深部咳出）和呼吸功能锻炼（腹式呼吸锻炼），有利于肺功能的恢复和肺部分泌物的排出。

（3）良好的睡眠有助于术后几天的恢复，必要时使用安眠药。

（4）术前禁食2小时。

（5）排空膀胱。

（6）如有感冒、发热或血压、血糖升高要告诉医生或护士。

（二）术中护理

（1）热情接待患者，与病区护士做好交接。核对病人信息、术中所需药物等。

（2）协助患者取平卧位或左侧卧位，保持体位处于舒适状态。在行穿刺时嘱患者自然呼吸以确保穿刺顺利。

（3）注意与患者的沟通，随时安慰患者，稳定情绪。

（4）密切监测患者的生命体征，注意观察患者的面色和腹部体征，及时处理异常情况。

（5）协助医生完成对患者穿刺点的压迫止血和包扎，安全护送患者回病房，与病房护士做好交接，向患者及家属做好相关指导。

（三）术后护理

1.常规护理

（1）介入后应绝对卧床12小时以上，常规给予心电监护，严密监测患者的生命体征，按时巡视检查患者的沙袋压迫是否在位、穿刺处敷料有无渗血。

（2）对比观察两侧足背动脉的搏动情况，预防介入治疗引起的下肢动脉栓塞。

（3）遵医嘱给予保肝和止吐药物治疗。

（4）加强巡视，及时了解患者的需求，落实基础护理，做好交接班。

2.不良反应和并发症的观察与护理

（1）腹痛的护理：由于肝动脉栓塞后肝脏局部缺血引起组织缺氧、肿胀、肝包膜张力增大，患者会出现肝区疼痛，一般在术后3～5天缓解。术后护士应加强巡视，认真倾听患者的主诉，严密观察患者疼痛的性质及部位，准确评估疼痛程度。根据患者疼痛的感知程度给予适当的心理护理，可采用转移注意力、语言暗示、音乐疗法等措施，若疼痛加剧患者不能耐受，应按报告医嘱给予止痛药物，但要防止应用止痛药物后掩盖病情，如果出现板状腹、腹部压痛、反跳痛等症状，应立即报告医生处理。

（2）胃肠道反应的护理：最常见的胃肠道反应为恶心呕吐、食欲缺乏，是化疗药物、栓塞剂等引起迷走神经兴奋所致，一般3～4天可缓解，严重者可持续1周。发生呕吐时，让患者头偏向一侧，以免误吸引起呛咳或窒息，呕吐后可给予温水漱口。呕吐剧烈者，应暂禁食，待症状缓解后逐渐给予流质、半流质饮食。护士应注意观察呕吐物的颜色、性质和量。

（3）发热的护理：发热是介入术后常见的并发症，多为肿瘤组织坏死，机体吸收坏死组织所致，这种发热为非细菌性感染所致，无须使用抗生素治疗。一般在术后1～3天出现，体温38℃以下且无症状者无须处理，多饮水即可，如伴有头痛和腹水者可给予使用冰袋外敷等物理降温。当腋温为38.5℃以上时应嘱患者卧床休息，保持室内空气流通，室温在18～22℃，湿度在50%～70%，并给予清淡、易消化的高热量、高蛋白且含丰富维生素的流质或半流质饮食，鼓励患者多饮水、汤、果汁等。选择不同的物理降温法，如冰敷、温水或酒精擦浴、温盐水灌肠等，若无效则按医嘱使用解热镇痛药，如百服宁、复方氨基比林，必要时加用地塞米松等。病人高热时还要保持口腔清洁，注意保暖，出汗后及时更换衣服，不要盖过厚的被子，以免影响机体散热，遵医嘱给予补液和抗生素，记录降温效果，高热致呼吸急促者给予低流量吸氧。若体温持续在38.5℃以上不退，应给予抽血进行细菌培养及药敏试验。

（4）出血的护理：据统计约有1/3的肝癌患者死于门静脉高压引发的上消化道大出血。行介入治疗时使用栓塞剂，可使门静脉压力进一步升高，继而使上消化道出血的发生率大大提高。护士应密切监测患者的生命体征，注意心率的变化，注意倾听患者的主诉，观察患者有无呕血或黑便，注意患者腹痛的性质，告知患者尽量避免剧烈咳嗽、打喷嚏、用力大便等可引起腹内压增高的因素；饮食应以软食为主，忌过冷过热、干硬、辛辣刺激性饮食；若突然出现剧烈的腹痛或黑便应警惕肝破裂，应立即报告医生及时处理。

（5）肝肾综合征的护理：护士应严密观察患者的皮肤及巩膜有无黄染及黄染程度，准确记录24小时尿量，结合临床指标判断患者是否发生肝肾衰竭，及时给予处理。

（6）动脉血栓的护理：由于插管损伤血管壁或动脉持久痉挛导致血栓形成，也可由于术后穿刺部位包扎过紧，致血流受阻，形成血栓。因此，在加压包扎期间，护士要密切观察术侧下肢足背动脉搏动的强弱及皮肤颜色、温度，与健侧对比，同时重视患者肢体的感觉，如有无麻木、疼痛等，发现异常应及时报告医生。

第三章　乳腺良性肿瘤微创消融技术与护理

第一节　乳腺良性肿瘤的消融治疗策略

一、乳房良性肿瘤的诊断

根据《临床诊疗指南：外科学分册》及《乳腺良性肿瘤临床路径》，乳腺良性肿瘤包括乳腺纤维腺瘤、导管内乳头状瘤等。

（一）症状与体征

乳房单发或多发肿物，质地韧，表面光滑，活动度可；边界清楚，可呈分叶状；挤压乳晕周围，病变乳管可出现溢液或溢血。

（二）影像学检查

超声和（或）钼靶检查。

（三）病理检查

细针穿刺细胞学检查、粗针活检或乳头溢液细胞学检查未见恶性细胞。

二、适应证

根据《超声引导微波（射频）消融治疗乳腺纤维腺瘤专家共识》，从乳腺肿瘤治疗的规范角度考虑，本共识在适应证方面较为严格，亦可作为其他消融手段尝试应用于乳腺纤维腺瘤的参考。

（1）经乳房超声检查诊断为BI-RADS3类，或者常规超声BI-RADS4A类、超声造影或乳腺MRI后判定为三类；年龄≥35岁，乳腺X线摄影BI-RADS3类及以下；穿刺活检证实为纤维腺瘤。

（2）对于多发性肿瘤，可考虑乳腺MRI评估，还必须满足以下条件：经超声及超声造影测量最长径为1~3cm；肿瘤至皮肤/胸大肌距离>0.5cm。

三、禁忌证

（一）绝对禁忌证

（1）有严重出血倾向，血小板<50×10⁹/L，凝血酶原时间>25s，凝血酶原活动度<40%。

（2）乳腺内置假体。

（3）穿刺活检病理诊断不明确，或者临床怀疑穿刺活检有病理诊断低估的可能，包括临床诊断不能排除分叶状肿瘤、乳头状瘤、不典型增生、硬化性腺病等。

（二）相对禁忌证

（1）妊娠期、哺乳期、月经期。

（2）不可控制的糖尿病。

（3）肿瘤至皮肤/胸大肌距离<0.5cm，但肿瘤与皮肤及胸大肌无粘连。

（4）中央区肿瘤。

四、术前准备

术前病理诊断：超声引导下的穿刺明确组织病理学诊断为纤维腺瘤；对于多发性肿瘤，拟行消融的所有肿瘤均需要有明确的病理诊断；建议采用14G或者取材量更大的空心针，多点足量取材。

完善治疗前常规检查：完善血常规、生化检查、凝血功能、心电图及超声检查等。

患者准备：患者需避开月经期，停用抗凝药物≥7天。由患者本人或授权人签署相关知情同意书（消融治疗同意书、超声造影授权同意书和组织活检知情同意书等）。

术前谈话核心内容：进行良好的医患沟通，告知患者微创消融的目的及可能的效果，消融可能带来的风险及并发症，消融后短期内肿瘤仍可触及甚至更硬，消融后肿瘤吸收较慢，原肿瘤消融灶有长期存在的可能，单次消融可能不完全，疾病有复发的可能，随访的重要性等。

消融操作者资质：操作者资质认定按《肿瘤消融治疗技术管理规范（2017版）》要求执行。

五、操作步骤

（一）操作前评估

术前对病灶进行多角度、多切面超声检查，明确瘤体的数量、位置、大小、边缘、囊/实性比例，瘤体内部情况（钙化、内部血流等），病灶的位置及与周围组织的解剖关系，根据病灶大小、位置制定治疗方案和消融模式、程序；通过超声测量3个垂直方向最大切面的直径，并通过公式计算结节的体积（$V = \pi abc/6$，a、b、c、分别为3个最大切面的最大直径）。

（二）消毒与麻醉

患者体位的选择取决于病灶部位、方便操作、保持治疗仪器电缆线顺直三个方面，一般采取仰卧位，必要时可根据患者肿瘤的位置适当调整体位，患侧在上，便于充分暴露操作区。常规皮肤消毒，铺无菌巾，探头表面涂适量耦合剂，套无菌探头套。

局部麻醉或区域阻滞麻醉作为常规麻醉。穿刺点及肿瘤周围用1%～2%利多卡因行皮下局部浸润麻醉和腺体内结节周边区域阻滞麻醉，局部麻醉时尽量使针体与探头长轴平行，在肿瘤部位上方的皮下脂肪层和下方的乳腺后间隙注射麻醉药物，以便形成隔离带。亦可采用静脉麻醉，待消融针定位准确后，在皮下脂肪层和乳腺后间隙注射0.9%氯化钠注射液以形成隔离带。

（三）设备准备

调试及准备设备（水冷循环泵装置）、微波（或射频、激光）针电极、微波（或射频、激光）发射器。设置消融功率和时间。

（四）穿刺定位

超声是最常用的穿刺引导方式。注意事项：体表十字法确定肿瘤最长径；选择穿刺点时，应注意不影响操作，且尽量避免选择乳房内上象限，避开乳头、乳晕，建议距离肿瘤边缘>2cm；消融针沿肿瘤最长径进针，穿过瘤体，接近肿瘤边缘，不穿出肿瘤包膜；对于腺体较硬，进针困难者，可选择锐利型消融针。

（五）消融

根据肿瘤大小及形状设置治疗参数。对于最长径<3cm的乳腺纤维腺瘤，推荐的微波消融功率及时间为单次25～35W，多点移动消融，每个点持续2～3秒，直到消融区密集覆

盖瘤体。根据肿瘤大小选择电极针，也可根据肿瘤形状进行移动/适形消融。在消融过程中，超声实时监测消融区内回声变化，当高回声覆盖低回声肿瘤范围时即停止消融。其间，需要监测患者心率、血压及血氧饱和度，同时要观察穿刺点及肿瘤表面的皮肤温度，避免烫伤。当患者无法耐受疼痛时，可给予局部补充麻醉药物，必要时终止消融。术中采用超声造影技术可以实时判断消融的范围是否符合预期要求，超声造影是目前可以进行术中快速判断消融范围的重要技术，术后也应该进行超声造影，与术前的造影图像进行对比。

（六）消融结束

微创消融后，拔出消融针，关闭消融仪，清理穿刺点皮肤，进行局部包扎。消融灶表面皮肤给予适当冷敷。必要时用胸带加压包扎。监测患者生命体征，无后续特殊治疗局麻者1~2小时后可离院。

（七）病理学检查

术中可选择性行冰冻病理学检查，术后行石蜡切片病理学检查。

降低FNAC活检假阴性率的方法：使用超声指引下的细针穿刺活检；多结节位点穿刺；多结节患者，根据超声结果决定活检优先次序；对囊性结节的实性区域行FNAC，并检测其囊液；由经验丰富的细胞病理学医师阅片评定；对良性结节患者进行随访；超声或临床有可疑恶性发现的患者，重复FNAC，或做粗针活检；对体积较大的结节，取样时应尽量取结节外围和实性区域，避开液性成分和坏死区域。

六、术后处理

外科术后常规护理：全麻患者麻醉未清醒前，取去枕平卧位，头偏向一侧，避免呕吐物误吸和异物入气管引起窒息或吸入性肺炎；血压稳定，麻醉清醒后可采取半坐卧位，以利于呼吸及减少颈部充血水肿。术后出现头痛，一般几天后可自行消失。若出现相应症状，应耐心向患者解释，消除顾虑，必要时对症给药处理。

严密观察血压、脉搏、呼吸、体温的变化，观察有无声音嘶哑、呛咳、呼吸困难、穿刺点活动性渗血等症状。

胸前冰袋压迫：术后冰袋适当压迫胸部2小时。

全麻者术后当日禁食6小时，后改为成形软食或半流饮食。术后第1次饮水防止呛咳吸入肺。

康复指导：术后当天应卧床休息，少讲话，避免胸部剧烈活动，指导患者生活饮食习惯，嘱门诊随访。

第二节　乳腺良性肿瘤微波消融治疗

微波是高频电磁波，通过波长为1mm～1m、频率为300MHz～300GHz的高频电磁波使肿块组织内极性分子（主要是水分子）在微波场作用下高速运动，使靶组织分子耦极振荡和旋转而产生热凝固，组织脱水坏死达到治疗效果。这种技术可以加热和损伤含水量高的肿瘤细胞，而对于含水量较低的脂肪组织和乳腺腺体组织则损伤较小。与RFAC相比，经置入式微波天线可以将微波直接导入肿瘤组织内部，在原位灭活肿瘤的同时又减少了对机体其他组织的损伤，且微波消融不受电流传导、组织干燥及碳化的影响，同时也很少受血流灌注的影响等，具有升温快、治疗时间短、消融范围大等优势。微波消融能提供更稳定的高温、消融更大体积的肿瘤、缩短治疗时间和减轻治疗疼痛，具有可靠的疗效。

一、适应证

（1）经乳腺超声检查诊断为BI-RADS3类，或者常规超声BI-RADS4A类、超声造影或乳腺MRI后判定为三类；年龄≥35岁，乳腺X线摄影BI-RADS3类及以下；穿刺活检证实为纤维腺瘤。

（2）多发性肿瘤，可考虑乳腺MRI评估，还必须满足以下条件：经超声及超声造影测量最长径为1～3cm；肿瘤至皮肤/胸大肌距离>0.5cm。

（3）部分乳腺恶性肿瘤：单发肿瘤且无广泛导管内癌；肿瘤最大径≤3cm（最好<2cm）且距离乳头≥2cm，距离皮肤>1cm；肿瘤与乳房的大小比例适当；可耐受术后放疗；乳腺癌术后复发乳腺结节。

二、禁忌证

（1）有严重出血倾向，血小板<50×10⁹/L，凝血酶原时间>25秒，凝血酶原活动度<40%。

（2）乳腺内置假体。

（3）有全身任何部位的急性或活动性感染病变，待感染控制后方可治疗。

三、操作方法

（一）术前准备

术前影像诊断及组织病理学检查确定是局限性肿瘤，明确肿瘤性质。

（二）体位

一般采取仰卧位，必要时可根据患者肿瘤的位置适当调整体位，患侧在上，便于充分暴露操作区。

（三）麻醉

常规皮肤消毒，铺无菌巾，穿刺点用1%～2%的利多卡因局部浸润麻醉，在肿瘤部位上方的皮下脂肪层和下方的乳腺后间隙注射麻醉药物，以便形成隔离带。亦可采用静脉麻醉，待消融针定位准确后，在皮下脂肪层和乳腺后间隙注射0.9%氯化钠注射液以形成隔离带。

（四）活检

在超声引导下将16G或者取材量更大的内槽式活检针经皮穿刺进入结节处，弹取出部分组织，送病理检验。尽可能多量获取可疑病变组织。

（五）消融穿刺路径

超声引导下，距离肿瘤边缘＞2cm，消融针沿肿瘤最长径进针，穿过瘤体，接近肿瘤边缘，不穿出肿瘤包膜。

（六）消融

根据肿瘤大小及形状设置治疗参数，在超声引导下经皮穿刺置入水冷循环消融针进入乳腺结节内，对于最长径＜3cm的乳腺纤维腺瘤，推荐功率为25～35W，进行密集化的逐层移动多点消融，每处2～5秒，释放能量，根据肿瘤形状进行移动/适形消融，达到"七八分熟烤牛排"程度。消融过程中超声实时监测消融区内回声变化，当高回声覆盖低回声肿瘤时应停止消融。其间，需要监测患者心率、血压及血氧饱和度，同时要观察穿刺点及肿瘤表面的皮肤温度，避免烫伤。当患者无法耐受疼痛时，可给予局部补充麻醉药物，必要时改为全身麻醉。

（七）超声造影

拔出消融针，关闭消融仪，静脉注射六氟化硫微泡，消融区完全无增强回声，呈"空洞征"，提示消融完全。

（八）消融结束

清理穿刺点皮肤，进行局部包扎。消融灶表面皮肤给予适当冷敷。监测患者生命体征，无后续特殊治疗者0.5～3小时后可离院。

四、常见并发症及处理

（一）疼痛

部分患者在治疗后24小时内可出现穿刺点或消融部位疼痛，其中大部分患者可以耐受，24小时后可自行缓解，无须用药，个别疼痛严重的患者需对症治疗。

（二）消融区肿胀

消融后2～3天，消融区局部可出现水肿，无须特殊处理，1周内会自行消退。

（三）恶心

极少数患者局部麻醉后可出现恶心，甚至有呕吐反应，一般可自行缓解，主诉严重者可给予对症处理。

（四）血肿

极少部分患者消融术后发生出血或局部血肿。考虑为消融区域出血者，给予局部加压包扎至少24小时，若局部血肿无扩大，可不做特殊处理。对于术后活动出血经压迫无缓解者应及时切开止血，并清除血肿。

（五）发热

发热一般少见，无须特殊处理。若体温超过38.5℃，应注意消融处有无感染。一旦出现术后伤口红肿，则按照术后伤口感染常规处理，给予抗感染、伤口换药，形成脓肿者予以切开引流。

（六）皮肤烫伤

轻度烫伤者可给予局部0.9%的氯化钠注射液冲洗，必要时局部涂烫伤药膏，严重烫伤者给予植皮。

（七）气胸

对乳房深部肿瘤活检或穿刺误伤导致的气胸，关键在于及时诊断，按照气胸治疗常规处理。

（八）脂肪液化

范围较小的脂肪液化，可观察；范围较大的脂肪液化，可穿刺抽液或引流。中医拖线引流，有利于患处愈合。

第三节 乳腺良性肿瘤射频消融治疗

射频消融术是一种微创性肿瘤原位治疗技术，其原理是射频发生器产生高频（一般为200～750kHz频率，100W以内）振荡电流，通过电极针将电能传递到靶组织，使其周围组织内的极性分子和离子振动、摩擦，继而转化为热能，从而使局部组织细胞蛋白质发生不可逆的热凝固、坏死，最后坏死组织吸收，达到局部灭活病灶的目的。大部分实体肿瘤发生凝固性坏死需要45～50℃，射频消融治疗时的局部组织温度可以超过60℃，并向周围组织传递，最终导致肿瘤组织发生不可逆坏死。

一、适应证

（1）乳腺囊性增生病（癌前病变及不典型增生）。

（2）乳腺良性肿瘤。

（3）早期乳腺癌（T1N0）。

（4）强烈要求保持乳房完整性者。

（5）中晚期乳腺癌的根治术前治疗。

（6）70岁以上不能耐受常规手术者。

（7）肿瘤至皮肤/胸大肌距离＞0.5cm。

二、禁忌证

（1）有严重出血倾向，血小板＜50×10⁹/L，凝血酶原时间＞25秒，凝血酶原活动度＜40%。

（2）乳腺内置假体。

（3）有全身任何部位的急性或活动性感染病变，待感染控制后方可治疗。

（4）回路区域有金属植入物者。

三、操作方法

（一）术前准备

术前影像诊断及组织病理学检查，确定是局限性肿瘤，明确肿瘤性质。

（二）体位

一般采取仰卧位，必要时可根据患者肿瘤的位置适当调整体位，患侧在上，便于充分暴露操作区。

（三）麻醉

常规皮肤消毒，铺无菌巾，穿刺点用1%~2%的利多卡因局部浸润麻醉，在肿瘤部位上方的皮下脂肪层和下方的乳腺后间隙注射麻醉药物，以便形成隔离带。亦可采用静脉麻醉，待消融针定位准确后，在皮下脂肪层和乳腺后间隙注射0.9%的氯化钠注射液以形成隔离带。

（四）穿刺

超声引导下，距离肿瘤边缘2cm以上，消融针沿肿瘤最长径进针，穿过瘤体，接近肿瘤边缘，不穿出肿瘤包膜。

（五）加热凝固

展开电极针直径约2cm，设置目标温度95℃，功率5W，肿瘤温度预计需2分钟达到目标温度。展开电极针直径约3cm，继续通电，如30秒内没达到95℃，可继续提高功率到10W。治疗期间一边用无菌水囊冷却肿瘤上方皮肤，一边进行加热凝固，持续15分钟，超声监测肿瘤从低回声变为高回声，肿瘤阴影逐渐消失，提示消融完全。

（六）消融结束

加热凝固结束后，拔出电极针，穿刺点无菌伤口贴上敷贴，乳房皮肤无菌水囊冷却。

第四节　乳腺良性肿瘤高能聚焦超声治疗

HIFU治疗技术主要是利用超声波在组织内良好的穿透性、方向性和可聚焦性，将低能量的超声波通过波源发射在肿瘤所在的焦域处，利用聚焦的高强度超声波使靶区瞬间产生机械效应、瞬态高温效应、瞬态空化效应、声化学效应，使焦域处肿瘤组织达到凝固性坏死，破坏病变组织，而病变区域外的组织基本没有损伤。但HIFU呈线性扫描，形成方形聚焦区域，对球形肿块的覆盖不佳，不利于扫描范围温度的实时监测，目前尚未广泛应用于乳腺肿瘤的治疗。

一、适应证

（一）乳腺纤维腺瘤

临床确诊为乳腺纤维腺瘤，排除恶性，拒绝外科手术；病灶大小为1～5cm，数目可不限制；病灶浅面距离皮肤≥5mm；超声可清晰显示肿瘤边界。

（二）乳腺癌

1.保乳治疗

Ⅰ、Ⅱ期乳腺癌肿瘤最大径≤4cm；周围区域乳腺癌；单发性病灶；超声可清晰显示肿瘤边界；拒绝手术，有强烈的保乳愿望。

2.姑息性治疗

治疗后能有效安全降低肿瘤负荷的病灶；治疗后能有效缓解患者症状的病灶。

二、禁忌证

（1）术区皮肤溃破或皮肤已被肿瘤浸润。

（2）炎症性乳腺癌，弥漫性乳腺癌。

（3）妊娠期妇女。

（4）结缔组织疾病病史。

（5）术区放疗病史，皮肤受照剂量＞45Gy。

（6）乳晕及乳头区深面的肿瘤。

（7）有严重心、脑、肺、肝、肾等脏器功能及凝血功能障碍。

（8）不能耐受麻醉或镇静镇痛方案。

三、操作方法

（一）术前准备

术前超声定位，选择合适的超声治疗探头，清洁治疗通达区域皮肤。

（二）体位

一般采取仰卧位，必要时可根据患者肿瘤的位置适当调整体位，患侧在上，便于充分暴露操作区。

（三）麻醉

乳腺癌常选用持续硬膜外麻醉或静脉复合麻醉，乳腺纤维腺瘤常选择静脉镇静镇痛方式。

（四）超声消融

机载超声结合术前影像学检查确定靶病灶消融治疗范围，将治疗病灶分为若干个层面，一般5mm为一层，采用点扫描治疗方式，依据靶区组织的超声图像灰阶变化，调节超声发射功率、照射时间、照射间隔时间等参数，选择治疗病灶最大或较大层面作为起始治疗层面，逐点、逐层实施点—面—体相结合的三维适形立体定向消融。

（五）治疗完成条件

当整个治疗区域出现稳定、扩散性、团块状的灰度增加，可停止治疗。

四、注意事项

（1）在保证超声治疗通道内皮肤、正常组织安全的前提下，尽量采用高功率、短时间的治疗方式。

（2）治疗过程中密切观察声通道皮肤及皮下组织灰度变化，避免损伤皮肤。

（3）在治疗左侧乳腺病灶时，应注意治疗焦点后场的超声波对心脏的影响，通过观察心电图变化进行监测。及时调整超声治疗方向或患者体位。

（4）肿块比较大（最大径≥3.5cm）且靠近乳腺外侧边缘时，可考虑选择俯卧位或侧卧位进行治疗。

（5）治疗乳腺癌时应将焦点外扩于肿瘤边界1~2cm，达到肿瘤区的超范围消融；治疗乳腺纤维腺瘤时，将焦点置于肿瘤边界内，利用能量扩散达到完全消融。

五、常见并发症及处理

（一）发热

38.5℃以下发热常见，通常持续1~3天，为坏死组织吸收热，无须特殊处理；38.5℃以上者予以退热处理，血常规和（或）血培养提示感染或伴有全身中毒症状者予以抗生素。

（二）局部疼痛

轻度疼痛无须特殊处理，如影响睡眠予以镇痛处理。

（三）皮肤损伤

表现为皮肤红斑和水疱，一般无须特殊处理，保持皮肤干燥，避免小水疱破裂；出现大水疱时可将水疱内液体抽出；如出现皮肤深Ⅱ度以上损伤，建议烧伤科会诊处理。

（四）继发感染

凝固性坏死灶吸收缓慢，在完全吸收或纤维化以前，如遇化疗、放疗等导致机体抵抗力降低等因素，病灶有可能发生继发性感染，局部表现为红肿热痛，应予以有效的抗生素治疗，必要时外科处理。

第五节　乳腺良性肿瘤热消融术的护理

围手术期护理是指在围手术期为患者提供全程、整体的护理，旨在维持术前至术后整个治疗期间患者良好的身心状态。通过全面的评估，充分做好术前准备，并采取有效措施维护机体功能，提高手术安全性，减少术后并发症，促进患者康复。

一、术前护理

（一）术前评估

1.病史

了解患者既往有无乳房疾病史，现有乳房肿块的大小、硬度，是否有按压触痛，是否光滑圆润、可滑动；评估患者的月经史、妊娠史、婚育史、哺乳史、饮食习惯、生活环境以及有无相关家族史。

2.手术史

了解是否接受过手术治疗以及相应的手术名称、时间、部位及手术后恢复情况。

3.用药史及过敏史

询问患者有无服用避孕药、雌激素等用药史；是否使用抗凝药物、抗血小板药物等，以及药物的剂量、时间；患者有无食物、药物及其他过敏等。

4.个人史

询问患者有无吸烟史、饮酒史。

（二）一般护理

1.心理护理

责任护士主动关心患者，向患者介绍相关人员、病房环境和相关规章制度，使患者尽快适应。了解患者心理状况，完善相关疾病知识宣教，帮助患者正视疾病，缓解患者因对疾病的未知而产生的紧张焦虑。鼓励患者与同病房的术后患者进行沟通，让患者树立康复的信念，配合医生积极治疗。术前责任护士告知患者其手术的方式，耐心解释手术过程，消除患者的不安、疑虑，指导患者调整好心态。

2.胃肠道准备

选择静脉麻醉的患者，应在手术前8~12小时禁食，手术前4小时禁饮，以防麻醉或术中呕吐引起窒息或吸入性肺炎。术前一般不限制饮食种类，鼓励患者摄入营养丰富、易消化的食物。

3.皮肤准备

洗浴：手术前一日下午或晚上，清洗皮肤。细菌栖居密集度较高的部位（如手、足），或不能接受强刺激消毒剂的部位（如面部、会阴部），术前可用氯己定反复清洗。

备皮：按照手术要求的范围准备皮肤，手术日早晨备皮。手术区皮肤准备范围包括切口周围至少15cm的区域，手术范围包括上起下颌，下至脐平，前至健侧锁骨中线，后过腋后线，包括患侧腋窝及上臂上1/3皮肤。

4.术前适应性训练

选择静脉麻醉的患者，指导床上使用便盆的方法，以适应术后床上排尿和排便。协助患者练习、适应术中体位。教会患者正确深呼吸、有效咳嗽方式并进行练习。教会患者自行调整卧位和床上翻身的方法，以适应术后体位的变化。

5.协助完成术前检查

遵医嘱完成术前各项心、肺、肝、肾功能及凝血时间、凝血酶原时间、血小板计数等检查，以及相关的影像学检查，如X线、B超、MRI、钼靶等。

6.其他护理

了解女性患者是否在经期内；如患者长期服用阿司匹林、华法林、氯吡格雷等抗凝活血药物，术前应咨询医生，并根据医嘱向患者解释是否停药和停药的必要性；吸烟患者鼓励至少戒烟2周；在妊娠期或哺乳期的患者，应暂时延期手术。

7.手术日晨准备

认真检查、确认各项准备工作的落实情况。

测量生命体征，如发现异常，告知医生，决定是否应延迟手术。

遵医嘱予以术前用药。

取下义齿、眼镜、所有外露饰物，拭去指甲油、口红等化妆品，更换清洁衣裤。

评估核对患者手腕带，做好手术部位标识。

核对手术转运单，备齐术中物品和药品，落实患者转运安全，根据手术转运单逐项与手术室护士交接。

在做好术前准备的同时，应根据患者手术类型和麻醉方式，准备术后用物。

二、术中护理

（一）心理护理

术中应继续给予患者心理护理，鼓励、安慰患者，使患者能够保持心态放松。

（二）体位指导

帮助患者选择合适的体位，并于患侧肩下置一垫枕，有利于手术的操作。

（三）其他配合

做好各项手术配合工作，并进行心电监护，密切观察患者的病情变化及是否出现突发情况，如出现应立即告知医生进行处理。

（四）送检

必要时术后将标本送检病理。

三、术后护理

（一）转运交接

掌握患者术中情况，与麻醉医师、手术室护士交接，保证患者转运安全。

应掌握术中情况，如手术方式和麻醉类型，手术过程是否顺利，术中出血、输血、补液量等，以判断手术创伤大小及对机体的影响。

（二）病情及伤口护理

监测患者的心率、脉搏、呼吸、体温、血压及疼痛等生命体征，直至病情平稳，并详细记录；根据麻醉方式予以吸氧，保持呼吸道通畅，注意保暖。

注意观察患者手术切口的周围情况，观察切口敷料是否出现渗血、有无血肿及皮肤颜色变深等情况，并予以及时记录，如出现应给予及时处理。

观察患者是否出现呼吸困难、胸闷不舒等症状，如出现则考虑是包扎过紧，应适当调节绷带的松紧度。手术部位用胸带加压包扎，包扎松紧度以能容纳一手指、维持正常血运、不影响呼吸为宜。包扎期间应告知患者不能自行松解胸带，瘙痒时不能将手指伸入敷料下搔抓。若胸带松脱，应及时重新包扎。

观察患侧上肢远端血液循环，若手指发麻、皮肤发绀、皮温下降、动脉搏动不能扪

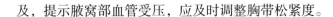

及，提示腋窝部血管受压，应及时调整胸带松紧度。

（四）体位

术后麻醉清醒、生命体征平稳后取半卧位，利于呼吸和引流。手术侧前臂包扎固定于胸前，上臂后方垫小枕使其与躯干同高，并保持肩关节舒适。

（四）饮食护理

局部麻醉患者术后2小时即可进食，静脉麻醉患者术后6小时可以进食。麻醉清醒后，无恶心、呕吐等麻醉反应者可给予普食，但最好以软食、易于消化、营养均衡、热量充足的食物为主，注意忌食辛辣、油腻、刺激、生冷等食物，忌烟忌酒。

（五）术后并发症的防治和护理

1.疼痛

大多数患者术后疼痛可以忍受，但少数患者在术后存在不同程度的疼痛感，需要做好疼痛护理工作。应注意多与患者交流，并采取听音乐、播放娱乐节目等方式转移患者的注意力，必要时根据医嘱给予止痛药物。

2.切口处出血

保持伤口敷料清洁干燥，观察皮下有无积血、积液。若发现局部积液、皮下有波动感，应立即告知医生并帮助其在无菌条件下抽吸和加压包扎。

3.患侧上臂肿胀

为减轻上肢肿胀程度，手术后患肢可适当抬高，局部按摩，以促进静脉和淋巴回流。

严禁在患侧上肢测量血压、抽血、静脉或皮下注射，避免影响血液及淋巴循环。

指导患者自我保护患侧上肢：平卧时用垫枕抬高患侧上肢；下床活动时用吊带托扶，避免长时间下垂；穿宽松衣服，尽量不佩戴手表、饰物；避免患侧上肢提拉、搬运重物。

患肢肿胀严重时可用弹力绷带包扎。

局部感染者及时应用抗生素治疗。

（六）康复锻炼

术后12小时可指导患者进行一些适当的上肢活动，如握拳、屈肘等，以促进血液循环，有利于病情的早期康复，但注意不可过度活动患肢，以免引起术后出血。

（七）心理护理

多了解和关心患者，加强心理疏导，教会患者自我调节，鼓励其保持豁达开朗的心态和稳定的情绪，树立战胜疾病的信心，以良好的心态面对疾病和治疗。

鼓励患者家属支持、体贴、安慰患者，使患者感到有人关心、有人依靠。

第四章　肺癌机器人微创外科技术与护理

第一节　全孔机器人右上肺癌根治术

一、手术适应证和禁忌证

（一）适应证

（1）右肺上叶非小细胞肺癌，肿瘤直径5cm以下。

（2）临床分期Ⅰ～Ⅱ期，部分ⅢA期。

（3）经新辅助治疗降期，临床评估可手术切除者。

（二）禁忌证

（1）患者心、肺、肝、肾功能差，经过治疗后仍无明显好转，无法耐受肺叶切除；心功能检查提示Goldman心脏危险指数分级Ⅲ～Ⅳ级；肺功能检查提示FEV_1术后预计值<40%和/或肺一氧化碳弥散量（DLCO）术后预计值<40%；总胆红素>1.5倍正常值上限，谷丙转氨酶和谷草转氨酶>2.5倍正常值上限，肌酐>1.25倍正常值上限和/或肌酐清除率<60mL/min。

（2）肺门淋巴结肿大、钙化，累及肺动脉，无法解剖肺门或血管分支。

（3）胸腔粘连严重，无法充分游离，无法置入trocar，无法提供游离空间。

附：Goldman心脏危险指数评分

（1）第二心音奔马律或静脉压升高（11分）。

（2）心肌梗死发病<6个月（10分）。

（3）任何心电图的室性期前收缩>5次/min（7分）。

（4）最近心电图有非窦性心律或房性期前收缩（7分）。

（5）年龄>70岁（5分）。

（6）急症手术（4分）。

（7）胸腔、腹腔、主动脉手术（3分）。

（8）显著主动脉瓣狭窄（3分）。

（9）总体健康状况差（3分）。

Ⅰ级：0~5分，危险性<1%。

Ⅱ级：6~12分，危险性为7%。

Ⅲ级：13~25分，危险性为13%（死亡率为2%）。

Ⅳ级：≥26分，危险性为78%（死亡率为56%）。

二、术前准备

同一般胸外科手术。充分的术前准备有助于手术的安全实施，减少术后并发症的发生，加速患者术后康复。

（1）吸烟者应戒烟2周或以上。

（2）术前1周可行呼吸功能锻炼。

（3）控制血压、血糖等，改善全身营养状况。

（4）术前半小时可予抗生素预防感染。

三、体位与穿刺孔布局

（一）体位

本节病例为一老年男性患者，因"体检发现右上肺结节1周"进一步进行PET/CT示右肺上叶有一3cm大小结节，代谢较明显增高，临床诊断为周围型非小细胞肺癌；纵隔及肺门淋巴结未见明显肿大，全身未见转移，临床分期为$cT_{1c}N_0M_0$，ⅠA3期。采用达·芬奇Si机器人系统为该患者实施右上肺癌根治术。

患者左侧卧位（90°），腋下垫软枕，上肢固定于托手架上，髋部及膝部以盆托及固定带固定；患者第5肋间隙对准手术台腰桥，可扩大肋间隙以利于手术；适当取头高脚低位，以避免机械臂碰撞患者骨盆造成损伤。助手位于患者背侧，洗手护士紧邻助手。

（二）穿刺孔布局

穿刺孔的布局取决于手术采用的是3臂法还是4臂法，以及术者对助手的要求。3臂法及4臂法机器人肺癌根治术各有优劣，具体见表4-1。

表4-1　3臂法与4臂法机器人肺癌根治术的比较

对象	3臂法	4臂法
术者	在学习的初始阶段更容易掌握	需要更多的空间感
	助手辅助组织牵拉及视野暴露	术者控制组织牵拉，手术更细致
	对助手依赖多、要求更高	对助手依赖较少、要求更低
	偶尔需要2名助手	可置入气胸，操作空间更大
助手	需要在狭窄的空间中操作2个器械	操作1个器械，休息时间多
	容易污染机械臂	可以更加专注于手术流程
	助手更容易被机械臂误伤	操作舒适
	机械臂与助手器械容易发生碰撞	可减少助手器械与机械臂的碰撞
护士	需要准备更多的腔镜手术器械	需要准备的腔镜手术器械少，休息时间多
患者	只有一个3cm的小切口	需要增加一个5mm的机械臂孔
	手术切口可局限在2个肋间隙	中转开胸比例更小

本例患者采用4臂全孔机器人右上肺癌根治术，另加一个助手孔。于腋后线第7或第8肋间做12mm切口用作镜孔并形成5~8mmHg的人工CO_2气胸，于腋前线第5或第6肋间做8mm切口放置1号臂（主刀医生右手）；沿着镜孔所在肋间向后旁开8~10cm做8mm切口放置2号臂（主刀医生左手）；继续沿着镜孔所在肋间再向后旁开8~10cm，在听诊三角区域做8mm切口放置3号臂（机器人辅助手）。在镜孔与2号臂之间第9或第10肋间做12mm切口用作助手孔，辅助主刀医生手术。在手术结束时，视肿瘤大小适当扩大助手孔，用于取出标本。

1号臂置入电钩，并接单极电凝系统，由主刀医生右手实时操控；在分离肺门区域血管时，1号臂可换成马里兰钳；而欲完整切除较大的淋巴结时，可换用超声刀。2号臂接有孔双极抓钳，并连接双极电凝系统，可抓持肺组织及血管，由主刀医生左手操控，用于实时暴露及止血。3号臂置入有孔抓钳，无电凝功能，主要用于牵、拉、推、拨肺组织，便于手术视野的暴露。助手使用直头吸引器用于吸血、吸烟雾及暴露手术视野，辅助主刀医生手术；同时，切割缝合器离断肺组织、血管及支气管的操作也经由助手孔由第一助手完成。

根据患者的性别、体形及肿瘤位置可适当调整机械臂的放置位置。如为女性患者，1号臂可置于腋前线第6肋间，以避免损伤患者乳房。而对于体形较瘦小的患者，镜孔、2号臂和3号臂可置于不同的肋间，以减少机械臂之间的碰撞，此时助手孔置于第10肋间。

四、手术切除范围

按照IASLC胸部肿瘤学分期手册第二版（2016）标准完成标准的解剖性右肺上叶切除术加系统性纵隔淋巴结清扫术。系统性纵隔淋巴结清扫术标准如下：

（1）纵隔淋巴结清扫范围至少应包括3组纵隔淋巴结，所有患者必须清扫隆突下淋巴结。

（2）右肺肿瘤患者建议清扫第2R、4R、7、8、9组淋巴结。

（3）清扫纵隔淋巴结总个数必须在6枚以上，同时肺门、叶间、支气管旁淋巴结也必须清扫，要求完整切除解剖学标志范围内的所有淋巴结及其周围组织。

五、手术步骤

根据肿瘤外科学"由远及近"的原则，右上肺癌根治术可先行纵隔淋巴结清扫，再行肺叶切除术，而且清扫纵隔淋巴结及肺门淋巴结也有利于充分暴露和显示肺叶的血管及支气管等肺门结构，此时进行肺叶切除更为简便、安全。若术前未明确肿物性质，也可先行楔形切除或肺叶切除术，待术中冰冻结果明确肿物为恶性后，再行纵隔淋巴结清扫。

（一）纵隔淋巴结清扫

1.清扫第9组淋巴结

有孔抓钳（3号臂）夹持一纱布卷将右肺下叶往上推移，保持不动，暴露下肺韧带。有孔双极抓钳（2号臂）向上提起下肺韧带，电钩松解下肺韧带。显露第9组淋巴结后，有孔双极抓钳轻轻钳住淋巴结及其周围组织，电钩清扫。用无菌手套制作一个指套，将清扫的第9组淋巴结放入指套中，由助手将其取出，这样可避免挤压淋巴结造成潜在的肿瘤播散。

2.清扫第8组淋巴结

清扫完第9组淋巴结后，电钩继续往上打开后纵隔胸膜就能显露第8组淋巴结，清扫方式与第9组淋巴结相同。此时，助手可用直头吸引器将肺组织压向前纵隔，以辅助暴露术野。

3.清扫第7组淋巴结

在气管隆嵴下水平，有孔抓钳（3号臂）夹持小纱粒将肺组织及右主支气管向前上纵隔方向推拨，双极抓钳提起后纵隔胸膜，电钩打开。助手利用吸引器将食管向后拨，充分暴露隆突下淋巴脂肪组织，双极抓钳提拉淋巴结及其周围脂肪组织，助手辅助暴露，电钩将淋巴结及其周围脂肪组织完整切除。

4.清扫第2R/4R组淋巴结

有孔抓钳（3号臂）夹持小纱粒将右上肺叶往后下方牵拉，助手用吸引器辅助暴露；电钩于奇静脉弓下方打开纵隔胸膜。暴露上肺门及其上方的第4R组淋巴结后，双极抓钳提拉奇静脉弓，电钩清扫淋巴结及其周围脂肪组织。若用双极抓钳提拉淋巴结周围脂肪组织，则由助手利用吸引器将奇静脉弓和上腔静脉拨开。在上腔静脉及奇静脉弓上方之间用电钩打开纵隔胸膜，助手用吸引器将上腔静脉往前拨。显露第2R组淋巴结后，双极抓钳提拉淋巴结周围脂肪组织，电钩予以连续整块清扫。注意勿损伤右锁骨下动脉、气管、奇静脉弓及上腔静脉。

5.清扫第3A组淋巴结

清扫过程与第2R组淋巴结的清扫类似。在上腔静脉前方用电钩打开纵隔胸膜，吸引器协助暴露及牵拉；双极抓钳提拉淋巴结周围脂肪组织，电钩行连续整块清扫。

（二）右肺上叶切除

右上肺叶切除的顺序往往是依次离断右上肺静脉、动脉、支气管，最后离断发育不良的肺裂，这也符合肿瘤外科学"先静脉后动脉"的原则。主刀医生可根据术中情况及个人习惯选择离断顺序，以保证手术的安全实施。

行右肺上叶切除术前，需要明确有无支气管、肺动脉及肺静脉的变异或畸形，这对手术安全至关重要。基于薄层增强CT的三维重建可以在术前明确可能的支气管、肺动脉及肺静脉变异或畸形。

右肺上叶支气管从右主支气管发出，继而分成尖段（B^1）、后段（B^2）及前段（B^3）支气管，变异较少见。但需要注意一些先天性支气管发育畸形，例如，B^1单独从右主支气管甚至气管发出，或者B^3单独从右主支气管发出，这在手术中需要解剖清楚。另需要特别注意右肺上叶支气管与中叶支气管共干的发育畸形。此时要仔细解剖，保留中叶支气管，切勿损伤之。

右上肺静脉的变异也相对少见。绝大多数情况下，$V^{1\sim3}$共干，汇入右上肺静脉，手术时注意勿损伤右中肺静脉（V^{4+5}）。

右肺上叶动脉的变异相对常见且类型较多。固有亚段动脉（A^1a）与前侧亚段动脉（A^1b）共干，从右上肺动脉干发出者约占68%；A^1a与A^1b分别从右上肺动脉发出者约占32%。A^2返支（A^2a）从A^1发出，A^2后升支（A^2b）从右中间动脉干发出者约占72%；有时A^2a与A^2b均从尖段动脉（A^1）发出，而无后升支动脉；A^2a与A^2b均从后升支动脉发出者约占12%。外亚段动脉（A^3a）与内亚段动脉（A^3b）共干，从右上肺动脉干发出者约占48%；另一种情况是A^3a与A^3b分别从右上肺动脉干、右中间动脉干发出。

1.离断右上肺静脉

用有孔抓钳（3号臂）将上肺组织往后纵隔方向牵拉，助手用吸引器将下肺组织往下方拨，双极抓钳实时配合电钩打开前肺门，游离右上肺静脉。充分游离右上肺静脉后，过血管吊带，双极抓钳提拉血管吊带将右上肺静脉往前侧方向提拉，助手用一次性切割缝合器离断右上肺静脉。

2.离断右上肺动脉

离断过程与肺静脉类似。肺静脉离断后便可显露右上肺动脉干。有孔抓钳（3号臂）夹持小纱粒将肺组织往下及后纵隔方向牵拉，助手用吸引器协助暴露，双极抓钳实时配合电钩在前肺门及上肺门游离右上肺动脉（A^1及A^3），游离过程中顺便清扫肺门及叶间淋巴结。充分游离右上肺动脉（A^1及A^3）后，依次过血管吊带，双极抓钳提拉血管吊带将动脉往前侧方提拉，助手用一次性切割缝合器离断右上肺动脉。

3.离断右肺上叶支气管

离断动静脉及清扫肺门淋巴结后，右肺上叶支气管也就基本游离。在1号臂置入马里兰钳，进一步游离支气管下方空隙，过血管吊带。马里兰钳往前侧方提拉吊带，助手用一次性切割缝合器离断右肺上叶支气管。

4.离断肺组织

将3号臂的有孔抓钳取出置入1号臂，配合2号臂双极抓钳提拉肺组织，助手用一次性切割缝合器从肺裂往肺门方向离断右上肺组织。

（三）取出标本及其他操作

1.取出标本

经由助手孔放入一次性标本袋，有孔抓钳（1号臂）配合双极抓钳（2号臂）将标本放入标本袋中并收紧。适当扩大助手孔，取出标本。

2.清理术野

检查有无活动性出血，必要时进行止血。冲洗胸腔，嘱麻醉医生膨肺，检查支气管残端或肺创面有无漏气。进一步检查有无活动性出血点，必要时再次止血。

3.关闭手术切口

经镜孔置入24号胸腔引流管，依次缝合各个操作孔。

第二节　机器人辅助右下肺癌根治术

一、手术适应证和禁忌证

（一）适应证

（1）右肺下叶非小细胞肺癌，肿瘤直径5cm以下。

（2）临床分期Ⅰ～Ⅱ期，部分ⅢA期患者。

（3）经新辅助治疗降期，临床评估可手术切除者。

（二）禁忌证

（1）患者肝、肾、心、肺功能差，无法耐受肺叶切除。

（2）肺门淋巴结肿大、钙化，累及肺动脉，无法解剖肺门或血管分支。

（3）胸腔粘连严重，无法充分游离，无法置入trocar，无法提供游离空间者。

二、术前准备

术前准备的目的是尽可能使患者的全身状况和心肺功能达到一个最佳状态。术前患者应禁烟数周，加强行走锻炼，争取能够不间断行走1.5～3km以上。对于心肺功能不全，术中、术后容易出现并发症的患者，术前应进行心肺功能锻炼并间断监测肺功能，以提高心肺等重要脏器对手术的耐受性。如果患者的手术风险非常高，术前4～6周的心肺功能康复治疗可以显著改善患者的一般状况和心血管条件，有效降低并发症的发生率。

药物治疗同样是术前准备的一个重要环节。伴有高血压、糖尿病、高脂血症的患者，术前应该用药物控制有关指标至正常范围后方可考虑手术，对于合并气道阻塞性疾病的患者，如果肺功能测试证实支气管扩张药物能够明显缓解支气管痉挛，则术前的合理用药对提高患者的肺功能会有所帮助。

术前完善检查，包括血、尿、便常规，以及凝血功能、肝肾功能、电解质、传染病系列、心电图、心脏彩超、肝胆脾胰肾上腺超声、颈部及锁骨上窝超声、肺功能、动脉血气分析、头颅CT或磁共振成像（MRI）、全身骨扫描或全身正电子发射计算机断层显像（PET/CT）等检查，以排除手术禁忌证。胸部CT、气管镜等检查可明确病变部位。

三、麻醉和体位

给予气管内双腔插管，全身静脉麻醉，术中健侧肺通气。患者左侧卧位（90°），腋下垫软枕，上肢固定于托手架上，髋部及膝部以盆托及固定带固定；患者第5肋间隙对准手术台腰桥，可扩大肋间隙以利于手术；患者取适当头高脚低位，以避免机械臂碰撞骨盆造成损伤。助手位于患者腹侧，洗手护士紧邻助手。

四、机器人定泊和套管定位

机器人操作臂经手术床正上方患者头侧连接，常规消毒、铺单。切口选择：一般在腋前线与腋中线之间的第7肋间做辅助孔，长2～4cm（用切口保护器撑开切口皮肤及肌肉组织，切口用于吸引器、加长环钳、切割缝合器等的出入）；取腋后线第8肋间为观察孔（直径12mm套管直接经肋间隙插入）；在腋前线第5肋间、肩胛线第8肋间皮肤分别切长约0.8cm的小切口，置入金属套管（1号臂放置单极电钩、心包抓钳持针器，2号臂放置双极抓钳）。

五、手术切除范围

按照IASLC胸部肿瘤学分期手册第二版（2016）标准完成标准的解剖性右肺下叶切除术加系统性纵隔淋巴结清扫术。系统性纵隔淋巴结清扫术标准如下：

（1）纵隔淋巴结清扫范围至少应包括3组纵隔淋巴结，所有患者必须清扫隆突下淋巴结。

（2）右肺肿瘤患者建议清扫第2R、4R、7、8、9组淋巴结。

（3）清扫纵隔淋巴结总个数必须在6枚以上，同时肺门、叶间、支气管旁淋巴结也必须清扫，要求完整切除解剖学标志范围内的所有淋巴结及其周围组织。

六、纵隔淋巴结清扫术

纵隔淋巴结清扫可自下而上，依次清扫第9组淋巴结、第8组淋巴结、第7组淋巴结、第2R/4R组淋巴结。

（一）清扫第9组淋巴结

助手用夹有纱布块的双关节卵圆钳将右肺下叶向前下压，暴露右下肺韧带。有孔双极抓钳（2号臂）向上提起右肺下叶近下肺韧带处，电钩松解下肺韧带，显露第9组淋巴结后，电钩清扫。用无菌手套制作一个指套，将清扫的第9组淋巴结放入指套中，由助手将其取出，这样可避免挤压淋巴结造成潜在的肿瘤播散。

（二）清扫第8组淋巴结

清扫完第9组淋巴结后，电钩继续往上打开后纵隔胸膜就能显露第8组淋巴结，清扫方式与第9组淋巴结相同。此时，助手利用直头吸引器将肺组织压向前纵隔，帮助暴露。

（三）清扫第7组淋巴结

在隆突下水平，助手用夹有纱布块的双关节卵圆钳及吸引器将肺组织压向前纵隔方向，充分暴露后纵隔；双极抓钳提起后纵隔胸膜，电钩打开胸膜，显露第7组淋巴结后，双极抓钳提拉淋巴结及其周围脂肪组织，助手辅助暴露，电钩将淋巴结及其周围脂肪组织完整切除。

（四）清扫第2R/4R组淋巴结

助手用夹有纱布块的双关节卵圆钳及吸引器辅助暴露；电钩于奇静脉弓下方及上方打开纵隔胸膜，显露第2R/4R组淋巴结后，双极抓钳提拉奇静脉弓，电钩清扫淋巴结及其周围脂肪组织。注意勿损伤右锁骨下动脉、气管、奇静脉弓及上腔静脉。

七、右肺下叶切除术

右肺下叶切除在肺裂发育完全时比较容易，而在肺裂融合时较困难。对于肺裂发育好的右肺下叶切除，手术顺序往往是依次离断右下肺动脉、静脉、支气管，最后离断肺组织，主刀医生可根据术中情况及个人习惯选择离断顺序，以保证手术的安全实施。

行右肺下叶切除术前，需要明确有无支气管、肺动脉及肺静脉的变异或畸形，这对手术至关重要。基于薄层增强CT的三维重建可以在术前明确可能的支气管、肺动脉及肺静脉变异或畸形。

右肺下叶支气管自中间干气管延续下行继而分成背段支气管（B^6）、内基底段支气管（B^7），以及前基底段支气管、外基底段支气管、后基底段支气管（$B^{8\sim10}$），变异较少见。术中要仔细解剖辨认，注意保留中叶支气管，切勿损伤。

右下肺静脉的变异也相对少见。绝大多数情况下，分为V^6和基底段静脉，占84%，V^6、上基底段静脉和下基底段静脉占14%，还有较少见的是V^{4+5}、V^6和基底段静脉，占2%。右下肺静脉在术中较易确定，从右下肺韧带向上逐步游离解剖，容易辨认。

右肺叶间动脉继续向下走行成为右肺下叶动脉。右下肺动脉发出背段动脉A^6，背段动脉通常为1支血管，约占78%，但也存在2~3支的情况，约占22%。第2或第3支背段动脉可位于第1支背段动脉与基底动脉干分叉之间或基底动脉干分叉处。偶尔有从背段动脉发出延伸至基底段的动脉。A^7和A^8大部分情况下是共干的，约占60%；也有源于基底段动脉的，约占24%；部分患者 A^7 缺如，约占16%。 $A^{8\sim10}$ 绝大部分情况是分为 A^8 和 A^{9+10} ，约占90%；少部分情况是分为 A^{8+9} 和 A^{10} ，或分为 A^8 、 A^9 和 A^{10} ，约占10%。在肺裂发育较好时，自肺裂仔细辨认背段动脉及基底段动脉，注意保留右肺中叶动脉，切勿损伤。

（一）游离叶间裂并暴露右下肺动脉，清扫叶间淋巴结

有孔抓钳（2号臂）将右肺下叶肺组织往下牵拉，游离叶间裂并清扫第11组淋巴结，助手用吸引器协助暴露，游离 A^6 及下叶基底段动脉（ $A^7+A^{8\sim10}$ ），游离过程中顺便清扫叶间及肺段间淋巴结。充分游离右下肺动脉后，助手用一次性切割缝合器离断右肺下叶背段动脉及基底段动脉。

（二）离断右下肺静脉

有孔抓钳（2号臂）将下肺组织往前上纵隔方向牵拉，助手用吸引器将下肺组织往上方拨，双极抓钳实时配合电钩打开下肺韧带，游离右下肺静脉。充分游离右下肺静脉后，双极抓钳提拉下肺组织向前上方向牵拉，助手使用一次性切割缝合器离断右下肺静脉。

（三）离断右肺下叶支气管

离断动静脉、清扫叶间淋巴结及肺段淋巴结后，右肺下叶支气管也就基本游离。助手用一次性切割缝合器离断右肺下叶支气管。

（四）取出标本及其他操作

取出标本：经由助手孔放入一次性标本袋，有孔抓钳（1号臂）配合双极抓钳（2号臂）将标本放入标本袋中并收紧，取出标本。

清理术野：冲洗胸腔，检查有无活动性出血；嘱麻醉医生膨肺，检查支气管残端或肺创面有无漏气。

关闭手术切口：经镜孔置入24号胸腔引流管，依次缝合各个操作孔。

第三节　全孔机器人左下肺癌根治术

一、手术适应证和禁忌证

（一）适应证

（1）左肺下叶非小细胞肺癌，肿瘤直径5cm以下。

同一般胸外科手术。充分的术前准备有助于手术的安全实施，减少术后并发症的发生，加速患者术后康复。

（2）临床分期Ⅰ～Ⅱ期，部分ⅢA期患者。

（3）经新辅助治疗降期，临床评估可手术切除者。

（二）禁忌证

（1）患者心、肺、肝、肾功能差，经过治疗后仍无明显好转，无法耐受肺叶切除；心功能检查提示Goldman心脏危险指数分级Ⅲ～Ⅳ级；肺功能检查提示FEV_1术后预计值<40%和/或DLCO术后预计值<40%；总胆红素>1.5倍正常值上限，谷丙转氨酶和谷草转氨酶>2.5倍正常值上限，肌酐>1.25倍正常值上限和/或肌酐清除率<60mL/min。

（2）肺门淋巴结肿大、钙化，累及肺动脉，无法解剖肺门或血管分支。

（3）胸腔粘连严重，无法充分游离，无法置入trocar，无法提供游离空间。

二、术前准备

（1）吸烟者应戒烟2周或以上。

（2）术前1周可行呼吸功能锻炼。

（3）控制血压、血糖等，改善全身营养状况。

（4）术前半小时可予以抗生素预防感染。

三、体位与穿刺孔布局

（一）体位

本节病例为一中年男性患者，因"咳嗽1月余"行胸部CT检查发现左肺下叶有一大小为1.9cm的结节，临床诊断为周围型非小细胞肺癌；纵隔及肺门淋巴结未见明显肿大，临床分期为$cT_{1b}N_0M_0$，ⅠA2期。采用达·芬奇Si机器人系统为患者实施左下肺癌根治术。

患者右侧卧位（90°），腋下垫软枕，上肢固定于托手架上，髋部及膝部以盆托及固定带固定；患者第5肋间隙对准手术台腰桥，可扩大肋间隙，有利于手术；患者取适当头高脚低位，以避免机械臂碰撞骨盆造成损伤。助手位于患者腹侧，洗手护士也在腹侧并紧邻助手，这一点与上肺叶切除术不同。

（二）穿刺孔布局

本例患者采用4臂全孔机器人左下肺癌根治术，另加一个助手孔。于腋后线第8肋间做12mm切口用作镜孔，并形成5～8mmHg的人工CO_2气胸，于腋前线第6肋间做8mm切口放置2号臂，于腋后线与肩胛下角线之间第8肋间、听诊三角区域分别做8mm切口放置1号臂、3号臂。在镜孔前下方、沿第8肋间旁开8～10cm做12mm助手孔，这是与左肺上叶切除术不一样的地方。在手术结束时，视肿瘤大小适当扩大助手孔，以便于取出标本。

1号臂置入电钩，并接单极电凝系统，由主刀医生右手实时操控，用于锐性或钝性分离组织，基本可完成全部手术操作；有时候在分离肺门区域血管存在困难时，1号臂可换成马里兰钳；而有时欲完整切除较大的淋巴结，尤其是隆突下淋巴结时，可换用超声刀。2号臂接有孔双极抓钳，并连接双极电凝系统，由主刀医生左手操控，用于拨挡、夹持组织和电凝止血。3号臂置入有孔抓钳，无电凝功能，主要用于牵拉或拨挡肺组织，便于手术视野的暴露。助手使用直头吸引器用于吸血、吸烟及暴露手术视野，辅助主刀医生手术；同时，切割缝合器离断肺组织、血管及支气管的操作也经由辅助孔由助手完成。

四、手术切除范围

按照IASLC胸部肿瘤学分期手册第二版（2016）标准完成标准的解剖性左肺下叶切除术+系统性纵隔淋巴结清扫术。系统性纵隔淋巴结清扫术标准如下：

（1）纵隔淋巴结清扫范围至少应包括3组纵隔淋巴结，所有患者必须清扫隆突下淋巴结。

（2）左肺肿瘤患者建议清扫第4L、5、6、7、8、9组淋巴结。

（3）清扫纵隔淋巴结总个数必须在6枚以上，同时肺门、叶间、支气管旁淋巴结也必须清扫，要求完整切除解剖学标志范围内的所有淋巴结及其周围组织。

五、手术步骤

若术前未明确肿物性质，也可先行楔形切除术。待术中冰冻结果明确肿物为恶性后，再行纵隔淋巴结清扫及肺叶切除术。楔形切除肿瘤可避免术中翻动肺叶导致的潜在的肿瘤转移，这样也更加符合肿瘤外科学"避免接触"的原则。术者可根据自己的习惯选择是先行纵隔淋巴结清扫还是先行肺叶切除术。

（一）楔形切除肿物

1.探查

先行胸腔探查，未见胸腔内转移，明确肿物位于左下肺前基底段，并可见胸膜凹陷。

2.肿瘤术中冰冻病理检查

根据肿瘤位置，楔形切除左下肺组织。助手经由助手孔用一次性切割缝合器完成楔形切除，主刀医生用有孔抓钳（3号臂）及有孔双极抓钳（2号臂）辅助之。将肿瘤送术中冰冻病理检查，确诊为肺腺癌，遂行左下肺癌根治术。

（二）清扫纵隔淋巴结

为减少对肺叶的翻动，可自下而上依次清扫第9组淋巴结、隆突下淋巴结、第5/6组淋巴结及第4L组淋巴结。

1.清扫第9组淋巴结

有孔抓钳（3号臂）夹持一纱布卷将左肺下叶往上推移，保持不动，暴露下肺韧带。有孔双极抓钳（2号臂）向上提起下肺韧带，电钩松解下肺韧带。显露第9组淋巴结后，电钩清扫之。用无菌手套制作一个指套，将清扫的第9组淋巴结放入指套中，由助手将其取出，这样可避免挤压淋巴结造成潜在的肿瘤播散。继续往上打开后纵隔胸膜，若见到第8组淋巴结，也将之清扫。

2.清扫隆突下淋巴结

有孔抓钳（3号臂）夹持一纱布卷将左肺拨向前方，充分暴露气管隆嵴下区域。有孔双极抓钳（2号臂）在气管隆嵴水平提起后纵隔胸膜，电钩（1号臂）打开之。显露隆突下淋巴结后，助手持吸引器将主动脉连同食管往后外侧拨，有孔双极抓钳轻轻钳住淋巴结或者其周围组织，电钩清扫之。

3.清扫第5/6组淋巴结

有孔抓钳（3号臂）夹持一纱布卷将左肺上叶拨往下后方，显露主肺动脉窗；有孔双极抓钳（2号臂）提起主肺动脉窗纵隔胸膜，电钩（1号臂）打开之。显露第5组淋巴结后，有孔双极钳轻轻钳住淋巴结或者其周围组织，电钩清扫之。同样的方法清扫第6组淋巴结。

4.清扫第4L组淋巴结

有孔抓钳（3号臂）夹持一纱布卷将左上肺拨向前下方，在肺动脉圆锥处打开纵隔胸膜；显露第4L组淋巴结后，有孔双极抓钳轻轻钳住淋巴结或者其周围组织，电钩清扫之，注意保护喉返神经。

（三）左肺下叶切除

左肺下叶切除在肺裂发育完全时比较容易，而在肺裂融合时较困难。在肺裂发育好时，手术顺序往往是依次离断左下肺动脉、左下肺静脉、支气管。主刀医生可根据术中情况及个人习惯选择离断顺序，以保证手术的安全实施。

1.离断左下肺动脉

有孔抓钳（3号臂）将左肺下叶肺组织往下后方向牵拉，电钩打开叶间裂，助手持吸引器辅助暴露，游离过程中顺便清扫叶间淋巴结。若肺裂发育不佳，可用隧道游离法前后贯通肺裂，用一次性切割缝合器处理后充分打开肺裂，暴露左下肺动脉（左下肺背段动脉及基底段动脉）。充分游离左下肺动脉后，过血管吊带，双极抓钳提拉血管吊带将左下肺动脉往侧上方提拉协助暴露，助手经由助手孔用一次性切割缝合器离断左下肺背段动脉及基底段动脉；注意勿损伤左舌段动脉。

2.离断左下肺静脉

有孔抓钳（3号臂）夹持一纱布卷将左下肺向上托起。因为下肺韧带已经游离，第9组淋巴结及隆突下淋巴结已经清扫完毕，所以下肺静脉已经清楚暴露。同样用血管吊带绕过下肺静脉并牵拉暴露，为助手用切割缝合器处理下肺静脉提供足够空间；助手可用吸引器试探穿过下肺静脉来判断空间是否足够。助手经由助手孔用一次性切割缝合器离断左下肺静脉。

3.离断左肺下叶支气管

进一步清扫左肺下叶支气管旁淋巴结，充分游离左肺下叶支气管。主刀医生利用有孔抓钳（3号臂）及有孔双极抓钳（2号臂）将左下肺向侧后方提拉，助手经由助手孔用一次性切割缝合器离断左肺下叶支气管。

（四）取出标本及其他操作

1.取出标本

经由助手孔放入一次性标本袋，有孔抓钳（3号臂）配合双极抓钳（2号臂）将标本放入标本袋中并收紧。适当扩大助手孔，取出标本。

2.清理术野

检查有无活动性出血，必要时进行止血。冲洗胸腔，嘱麻醉医生膨肺，检查支气管残端或肺创面有无漏气。进一步检查有无活动性出血点，必要时再次止血。

3.关闭手术切口

经镜孔置入24号或28号胸腔引流管，依次缝合各个操作孔。

第四节　全机器人辅助3D高清胸腔镜下肺癌根治术的护理

近年来，大气污染加重、吸烟人群增加，导致肺癌的发病率不断提升，成为威胁其患者生命和健康的恶性肿瘤。目前，导致肺癌发病的原因较多，尚无明确的原因，但有相关文献表明，肺癌的诱因可能与人们长期大量地吸烟及从事化工职业有关，而吸烟人群肺癌的发病率明显高于正常人群。早期肺癌常用的方法为手术治疗，手术的具体方法是切除肺癌病灶及转移的淋巴结，促进新生组织的再生，恢复肺部功能。但是在手术治疗后，患者遭受的创伤大，副作用多，极易导致并发症的发生，延缓患者康复。随着医学技术的进步，将全机器人辅助3D高清胸腔镜应用手术治疗中，虽然使患者的治疗效果显著优于传统手术，但是患者在术后也会出现相应的不良反应，对患者的预后造成不良的影响。因此，该次选取2018年1月—2019年1月收治的84例患者为研究对象，将规范化系统的护理管理应用在全机器人辅助3D高清胸腔镜下肺癌根治术患者中，研究其取得满意的护理管理效果，现报道如下。

一、资料与方法

（一）一般资料

以该院收治的84例肺癌患者作为研究对象，随机分为对照组和实验组，每组42例。对照组中包括男性患者34例，女性患者8例，年龄42～64岁，平均年龄（50.57±5.23）岁；实验组中包括男性患者16例，女性患者26例，年龄43～66岁，平均年龄（51.68±5.46）岁。对比两组患者资料差异无统计学意义（P＞30.05）。

（二）方法

对照组实施常规护理管理，实验组患者实施规范系统护理管理，具体方法如下：

1.建立规范化护理管理小组

小组由组长和组员组成，其中组长为科室护士长，组员为工作经验丰富的能力较强的护理人员，定期地组织知识和技术相关的培训和考核，培训的具体内容包括呼吸系统相关知识、诊断基础知识、物理治疗知识及康复锻炼方法等。培训后进行全面的考核，对于成绩较好的护理人员可给予奖励。培训和考核使护理人员具备一定管理经验，熟练掌握专业护理知识和技术，提高护理质量。制定规范、有效的护理流程，小组成员应严格监督责任护士完成自己的任务。在规范化护理管理中，使护理工作细化，避免每个护理操作环节出现差错。

2.制定完善、规范、有效的呼吸道管理措施

（1）手术开始前，护理人员应严格地执行查对制度，并对相关器械、仪器进行消毒、灭菌，保证手术中使用的物品和器械无菌。手术时应做好严格无菌操作，避免一个器械不经过消毒应用在两个不同患者手术的治疗中，减少患者在手术中交叉感染的发生。

（2）预防和控制感染源，对于患者手术中使用的器械和物品等应提前做好清洁和消毒。在手术前做好患者的基础护理，避免机体的炎症发生。

（3）嘱患者术前保证充足的睡眠、休息，摄入足够的营养物质，提高机体免疫力。

（4）在患者术后待病情稳定后指导患者进行呼吸功能锻炼。

3.将呼吸道相关护理措施有效落实

（1）减少患者在治疗时的细菌侵入和繁殖。机体感染的发生常由口进入，每日为患者进行口腔护理，仔细观察口腔黏膜有无破溃，是否有食物残留，告知患者在每天用餐后要漱口，保持口腔清洁，避免食物残渣的残留，采用生理盐水清洁口腔，同时也可采用相应的药物预防口腔感染。指导患者正确、安全地饮食，减少胃内容物的反流发生。

（2）病室的环境管理：保持室内清洁、干燥，室内保持通风和适宜的温湿度，定期对室内进行紫外线消毒，做好细菌培养，避免交叉感染的发生。

（3）医护人员在护理操作中应确保无菌，对于手术中使用的器械和设备应根据规范的消毒操作流程对其进行有效的消毒，对使用后的仪器、设备进行严格的消毒、灭菌；在为患者进行无菌治疗时，应保证自身穿戴无菌衣和无菌帽。

（4）加强患者呼吸功能的锻炼，使患者呼吸道对外界细菌的抵抗力增加。与患者进行良好的沟通，了解其不良情绪，给予针对性的心理疏导，使患者提高对疾病的认识，从而配合治疗，使其掌握自我护理的方法，提高自我管理能力。

（三）观察指标

观察两组患者术后疗效及护理质量评分。

（四）统计方法

采用SPSS20.0统计学软件分析数据，选取均数±标准差$(\bar{x}\pm s)$表示计量资料，并采用t进行检验，选取[n（％）]表示计数资料，并用χ^2检验，P＜0.05为差异有统计学意义。

二、结果

对比两组患者管理后取得的治疗效果，见表4-2。

表4-2　两组患者管理后取得的治疗效果$(\bar{x}\pm s)$

组别	手术时间（h）	首次排气时间（d）	首次下床时间（d）	平均住院时间（d）	术中出血量（mL）
实验组（n＝42）	1.26±0.37	24.10±3.36	2.96±0.09	12.42±2.63	132.42±15.34
对照组（n＝42）	4.46±1.64	28.23±4.62	5.72±3.26	15.06±6.75	156.26±18.63
t值	1.365	16.342	2.354	7.638	25.624
P值	0.000	0.000	0.000	0.000	0.000

对比两组各项护理质量评分，见表4-3。

表4-3　两组各项护理质量评分[$(\bar{x}\pm s)$，分]

组别	基础护理	安全护理	病房管理	感染控制
对照组（n＝42）	61.02±6.23	63.24±7.34	62.34±2.64	64.12±3.21
实验组（n＝42）	88.56±7.12	87.53±10.47	87.84±3.37	87.86±4.24
t值	18.365	20.647	19.258	21.365
P值	0.000	0.000	0.000	0.000

三、讨论

肺癌的发生严重影响人们健康，近年来，其发病率不断上升。在疾病早期，肺癌常应用手术治疗。近年来，随着医学的发展和进步，手术技术也在不断地提升。全机器人辅助3D高清胸腔镜应用手术治疗中，其主要是利用控制台操作床旁机械手臂，经过视频系统完成手术。其相对于传统的手术，手术视野效果显著，不仅减少术者手术时间，而且具有较强的控制性，手术操作较精确，使手术准确率和效率显著提高。同时机器人手术的应用相对于常规手术出血少、创伤小。虽然全机器人辅助3D高清胸腔镜施行肺癌根治术，但是需要完善的护理管理，为患者做好完善的手术准备，提供优质的各项护理措施，从而提高手术效果，保证患者的生命安全。在患者进行肺癌根治术后，维持患者血液动力学的稳定，完善对患者呼吸道管理，促进其预后康复。目前，机器人手术的应用在不断的发展中，并逐渐走向成熟，也将广泛地应用于各项手术中，为患者提供针对性、有效性的护理管理，对患者的治疗效果和预后康复具有重要意义。因此，将规范系统护理管理应用在全机器人辅助3D高清胸腔镜下肺癌根治术患者中，并使患者取得较显著的治疗效果。

通过该次研究观察实验组患者手术时间、术后首次排气时间、首次进食时间、首次下床时间、平均住院时间显著短于对照组（P<0.05）；实验组患者术中出血量显著少于对照组（P<0.05）；实验组基础护理、安全护理及病房管理等护理质量显著优于对照组（P<0.05）。

综上所述，在全机器人辅助3D高清胸腔镜下肺癌根治术应用有效的护理管理，不仅可以提升护理人员的护理质量，而且可以减少术中出血的发生，促进患者预后康复。

第五章 单孔腹腔镜妇科肿瘤技术与护理

第一节 宫颈癌前病变的单孔腹腔镜手术

宫颈癌的发生发展是一个渐进的过程，时间从数年至数十年，通常经历以下几个阶段：轻度、中度和重度宫颈上皮内瘤变、早期浸润癌、浸润癌。宫颈癌前病变包括CIN2和CIN3（中度和重度不典型增生）及不典型腺细胞，是指具有癌变倾向但不能诊断为原位癌的宫颈异常增殖性病变，是宫颈癌发生发展中的过渡时期，高危型人乳头状瘤病毒的持续感染可导致癌前病变的发展，并最终导致宫颈癌。

一、手术准备

（一）麻醉

CO_2气腹的建立和维持及长时间的头低臀高体位（Trendelenburg体位），都可能引起相关血流动力学、肺功能、酸碱平衡改变，术前需要和麻醉医师进行充分沟通，评估影响患者心肺功能的危险因素，选择适合患者的麻醉方式，一般选择行气管插管全身麻醉。

（二）患者体位

1.经脐入路

采用改良膀胱截石位，臀部需远离手术床缘2～3cm，保证举宫器的操作不受床沿的影响，近髋平面放置支腿架，高度高于手术床平面约45cm，屈髋90°～100°，两腿间夹角约120°，左大腿与身体纵轴夹角120°～150°，右大腿与身体纵轴夹角约120°，在支腿架与腘窝间放置体位垫，一侧手臂固定于床边的中单下，另一侧手臂固定于托手板上供静脉输液用，注意外展小于90°，防止臂丛神经损伤。

穿刺腹腔时患者先取平卧位，随着腹腔内气体量的增加，逐渐将手术床后仰15°～30°，将患者体位转成头低足高位，利用重力及腹腔内的气体使肠管自动上移至上腹腔，增加盆腔操作空间，并使主刀医师上臂和前臂呈符合人体工程学的90°。

消毒范围与多孔腹腔镜相同，用碘伏以肚脐为中心消毒2~3遍，上至两乳头连线，下至大腿内上1/3，左右至腋中线，最后消毒外阴和阴道，铺好无菌单。

2.经阴入路

（1）体位：患者取膀胱截石位，两大腿充分分开、固定，取头低臀高位，臀部超出床沿5~10cm。

（2）建立外阴无菌手术区：再次消毒外阴及阴道，留置导尿管，排空膀胱，用丝线将双侧小阴唇分别缝合固定于两侧大腿内侧沟，将无菌巾缝合于会阴皮肤遮盖肛门，铺上一次性切口保护膜。

（三）术者站位

经脐术主刀医师位于患者左侧，第一助手位于患者右侧，第二助手举镜在患者头侧，第三助手举宫在患者两腿之间。而经阴道手术主刀者位于患者正外阴下方，第一助手位于患者右侧，第二助手位于患者左侧。

（四）留置导尿管

经脐手术时术中需要举宫器协助变动子宫体位，插好导尿管，再次消毒阴道，暴露宫颈上举宫器，而经阴道者无须举宫则直接插好导尿管再次消毒阴道。

（五）经脐放置入路平台

切皮前，两把鼠齿钳分别钳夹上提脐缘左右两侧，暴露脐凹，再次消毒，根据脐部形态选择不同类型的切口，推荐做直径1.5~2cm的纵向切口，可以达到很好的隐藏瘢痕的效果，切开浅筋膜2~2.5cm，可以减少器械之间碰撞，以开放方式进入腹腔，将入路平台经切口置入腹腔，连接气腹机，建立气腹。先放入镜子，握住镜体外部使镜头与胸部的距离越近越好，然后向一侧倾斜，镜头上抬靠近前腹壁，远离其他操作器械，镜头的角度越大越容易实现。最后放置操作器械，由左侧孔置入辅助器械，右侧孔置入能量器械。

（六）经阴道放置入路平台

1.暴露宫颈，切开阴道前壁黏膜

单叶阴道拉钩暴露子宫颈，宫颈钳钳夹宫颈前后唇，上下牵拉，准确辨认膀胱横沟，在膀胱沟水平下约0.5cm处横行切开阴道黏膜全层，并向两侧弧形延长切口达宫颈两侧，深达宫颈筋膜。阴道拉钩深入切缘拉开前后壁组织，分别钳夹、断离、4号丝线缝扎两侧膀胱宫颈韧带。

2.分离子宫膀胱间隙，打开子宫前反折腹膜

Allis钳提起阴道前壁黏膜切缘，用弯组织剪刀尖端紧贴宫颈筋膜向上推进撑开分离子宫膀胱间隙，示指上推膀胱至腹膜反折，用手触摸腹膜反折有柔滑感，剪开子宫膀胱反折腹膜，手指向两侧扩大，4号丝线缝合阴道切缘与腹膜，留线牵引腹膜。切开阴道后壁黏膜，打开子宫直肠反折腹膜向上牵拉宫颈，距宫颈外口约2.5cm处横行切开阴道后壁黏膜全层，并与宫颈前壁切口贯通，Allis钳提起阴道后壁黏膜切缘，示指紧贴宫颈钝性分离扩大子宫直肠间隙，剪开反折腹膜，4号丝线缝合腹膜及阴道后壁切缘正中一针牵引腹膜。

3.免气腹条件

具有免气腹腔镜下手术经验的医师，可在免气腹条件下完成手术。单纯用切口保护套作为入路平台，代替经阴道腹腔镜手术专用入路平台，可大大降低成本。

二、单孔腹腔镜筋膜外子宫全切术的步骤

（一）探查盆腹腔

观察子宫的大小和形状、双附件情况，分解盆腔粘连，通过观察输尿管的蠕动，识别从骨盆边缘进入盆腔的输尿管的走向。

（二）圆韧带的凝固与切除

先处理右侧圆韧带，利用举宫器将子宫摆向左侧，显露右侧附件。在无血管区域凝固和切除圆韧带，宜选择脐动脉垂直于圆韧带方向的投影点。

（三）打开阔韧带前后叶，识别输尿管

沿着与骨盆漏斗韧带平行的方向，利用牵引-反牵引技术切开阔韧带前叶，此方向可减少意外损伤与出血，使用分离钳钝性剥离阔韧带前后叶之间的疏松结缔组织，暴露髂血管血管并辨认输尿管的位置与走向。

（四）凝固和切除卵巢血管或子宫卵巢韧带

提起骨盆漏斗韧带并向对侧牵拉，在阔韧带中叶、卵巢血管下方、输尿管内侧形成一个腹膜窗口，靠近卵巢凝闭骨盆漏斗韧带后切断，这样可以避免损伤输尿管。

若选择保留双侧附件，则使用双极抓钳电凝右侧输卵管峡部、输卵管系膜、卵巢固有韧带后切断，需远离宫体1~2cm进行，避免损伤子宫动脉分支血管引起出血，输卵管系膜区域血管丰富，一定要充分电凝止血后再分次切断。

（五）同法处理左侧附件

处理左侧附件时，要利用举宫器将子宫摆向右侧，左手辅助器械向子宫方向提拉，与右手能量外科器械交叉。

（六）剪开子宫膀胱腹膜反折

举宫器向腹部正中方向给予子宫高张力，从右侧圆韧带断端边缘开始，分离阔韧带前叶至膀胱腹膜反折，剪开膀胱腹膜反折至左侧圆韧带断端。

（七）分离膀胱-宫颈间隙

左手钳子提起膀胱反折腹膜，右手使用能量器械锐性分离膀胱-宫颈间隙至宫颈-阴道连接处以下约1cm，可通过举宫杯判断宫颈-阴道连接处的位置。继续分离两侧宫旁组织和阴道旁间隙组织，将输尿管推开。

（八）处理子宫血管

将子宫摆向左侧，充分暴露右侧子宫血管区，超声刀分离右侧子宫血管旁组织，充分裸化子宫动脉。此步骤最重要的是预防输尿管的损伤，处理子宫血管前，提起离断的右侧附件，观察输尿管蠕动和输尿管隧道入口，靠近宫颈于输尿管隧道入口上方约2cm处，双极抓钳夹子宫血管充分电凝止血后超声刀凝断，暴露主韧带和宫骶韧带。同法处理对侧。

（九）处理宫骶韧带和主韧带

将子宫摆向左侧，上举子宫暴露宫颈，使用超声刀紧贴颈管依次离断骶韧带、主韧带及阴道旁组织，直至阴道穹窿顶端。同法处理右侧。

（十）阴道切开术

举宫器朝腹部方向上推并稍微下压子宫，使用单极电凝以举宫器杯缘为支撑环，于阴道前穹窿开始近宫颈处环形切开阴道，出现渗血时可使用单极钳电凝止血，因举宫杯能在低电压条件下有效集中传导电热能，这样有利于减少热能传送至周围组织，导致阴道残端组织失活，也能降低膀胱和输尿管的热损伤概率。

完全离断阴道，退出举宫杯，经阴道将子宫取出，用乳胶手套和无菌棉垫制作柱形阴道封堵物维持气腹。台下助手常规剖开子宫检查有无子宫内膜病变，必要时将术中冷冻切片送病理检查，术后将手术标本常规送病检。

（十一）缝合阴道残端

根据术者的经验和手术技术，可选择经腹腔镜或者经阴道缝合阴道残端，缝合前看清输尿管走向，切勿在过于靠近输尿管的位置缝合，缝合时不要过度牵拉组织，否则容易导致输尿管呈直角，引起术后输尿管梗阻、肾功能受损。

腹腔镜下可选择可吸收缝合线和倒刺线缝合，倒刺线的使用有助于解决初学者腹腔镜下缝合的技术难题。有研究表明，与可吸收缝合线相比，倒刺线缝合能显著减少手术时间、延长抗张强度，不增加术后阴道流血、蜂窝织炎及阴道残端裂开的风险。更有研究表明，双向倒刺线的使用有利于减少阴道残端裂开、术后出血、蜂窝织炎的发生。

少数病例报道了倒刺线缝合阴道残端可能会增加术后小肠梗阻的风险，可能与异物引起的炎症反应或尖锐的倒刺锚定于邻近组织导致腹膜粘连形成有关，所以缝合结束后要与阴道残端组织平齐剪断倒刺线。

（十二）经脐手术完成后的检查与冲洗

检查手术创面是否有渗血，输尿管是否完整，有无膀胱的损伤，依次给予温生理盐水及术尔泰冲洗盆腔，放出腹腔内CO_2气体有助于减少术后疼痛，脐部皮肤缝合分2～3层进行，第1层缝合腹膜和筋膜，使用鱼钩针和0号可吸收缝合线进行连续锁边缝合，第2～3层缝合皮下，使用2–0号可吸收缝合线行间断缝合，注意对合完整并且要还原脐部原有的形态。

（十三）手术完毕后的处理

经阴道手术完成后取出Port，缝合阴道前穹隆切口，后用丝线缝合腹膜与阴道前壁，术毕。

（十四）手术技巧

（1）利用入路平台多通道的特点，当术中遇到操作困难时，要及时转换到不同的通道进入器械，以便操作。

（2）弯器械和直器械配合使用，提高手术效率。

（3）较大通道可以进入较粗大的手术器械，使牵拉和夹持更有力，尤其是切除子宫时更为重要。

（4）可使用智能能量器械，电凝、电切相结合的器械，可减少手术器械的进出，增加操作稳定性，而且更便捷。

（5）需要配备合适的举宫器，能够更好地操纵子宫调整角度和暴露术野。

三、主要手术相关并发症的防范与处理

（一）阴道残端裂开

阴道残端裂开和内脏脱出是子宫全切术后的严重并发症，与经腹子宫全切术相比，腹腔镜下子宫全切术术后阴道残端裂开的发生率有明显上升。

1.原因

与经腹子宫全切术一样，许多因素造成了阴道残端裂开，包括导致伤口愈合不良的因素，如术后感染、残端血肿形成、肥胖、糖尿病、绝经状态，导致腹腔内压力增高的因素，如盆腔血肿的形成和压迫、慢性咳嗽、便秘等。有数据表明，造成腹腔镜子宫全切术后阴道残端裂开的发生率有明显上升的主要原因如下：

（1）阴道切开术时能量器械的热损伤，阴道残端组织进行性失活。

（2）手术视野放大，阴道残端缝合时抓咬的健康组织太少。

2.预防

（1）术前：及时发现并治疗阴道炎，特别是细菌性阴道炎，至少术前治疗4天。做好术前阴道准备工作，绝经期妇女可在术前及术后使用雌激素软膏以促进残端愈合，减少残端裂开的发生。

（2）术中：环切阴道时尽量减少能量器械造成的热损伤，缝合时抓咬足够的健康活性组织，根据情况选择适合的缝合线和缝合方法。有研究表明，可吸收倒刺线双层缝合及双向倒刺线缝合可减少术后阴道残端裂开的发生。

（3）术后：伤口愈合期间避免过早性交，避免加腹压，残端血肿需及时处理。

3.处理

阴道残端裂开的患者无论有无内脏脱出，我们均需要评估肠管是否缺血或损伤，内脏脱出以远端回肠最为常见，有小肠疝、肠缺血、肠坏死的风险。

（1）若无内脏脱出和损伤，经阴道缝合裂开的残端即可，缝合前使用剪刀或刀片清除失活组织，并使用延迟吸收缝合线距离切缘1cm进行缝合。

（2）若有内脏脱出，可选择经阴道、经腹、经腹腔镜入路或以组合形式进行内脏还纳和修补，尚无证据表明哪种方式更合适。有研究表明，若肠管无明显损伤也无腹膜炎征象，可选择经阴道还纳肠管、缝合残端，否则需考虑二次腹腔镜手术或开腹手术。

（二）泌尿系统损伤

有研究表明，与经腹子宫全切术相比，单孔腹腔镜下子宫全切术更有可能出现泌尿系统损伤，包括膀胱损伤、输尿管损伤、尿道损伤、膀胱阴道瘘，特别是在既往有剖宫产史、严重的盆腔粘连性疾病史的患者中发生率增高。

1.膀胱损伤的原因

常发生于暴力钝性分离膀胱宫颈间隙、能量器械损伤、阴道环切术，特别是有盆腔粘连的患者。

2.膀胱损伤的预防

推荐使用牵引–反牵引技术对膀胱宫颈间隙进行锐性分离，膀胱壁有出血点时，使用双极或超声刀快速电凝以减少热损伤，最重要的是，术中若能及时发现膀胱破损并及时修补，则预后效果良好。术中需注意以下几个方面：

（1）随时观察尿袋的颜色。

（2）在可疑有膀胱损伤时，仔细检查膀胱寻找损伤漏尿部位，或将300mL的靛胭脂或亚甲蓝生理盐水溶液通过导尿管反向充盈膀胱，需寻找液体漏出点。

（3）膀胱镜检术：当使用上述方法仍不能确定膀胱损伤时可选择膀胱镜检术。

3.膀胱损伤的处理

使用小口径可吸收缝合线，无张力双层缝合修补膀胱裂伤。第1层使用3–0号延迟吸收缝合线无张力缝合膀胱破裂点，然后将300mL靛胭脂或亚甲蓝生理盐水溶液通过导尿管灌注入膀胱并夹闭输尿管，若检查无液体漏出，排尽液体，使用2–0号延迟吸收缝合线沿着与第1层缝合相同的方向进行覆瓦状缝合。若仅有浆膜层和肌层的损伤而黏膜层完整，使用2–0号可吸收线单层间断缝合即可，根据膀胱裂口的大小和部位，术后留置导尿管3～14天。

4.输尿管损伤的原因

输尿管从骨盆边缘进入盆腔，其远端在子宫颈外侧约2cm，于子宫动脉下方穿行，与宫骶韧带相邻，穿过输尿管隧道，进入膀胱，腹腔镜手术容易损伤输尿管，在分解盆腔粘连、使用能量器械、处理子宫血管、骨盆漏斗韧带、主韧带、骶子宫韧带、缝合阴道残端时特别容易损伤输尿管。

5.输尿管损伤的预防

（1）术中要检查输尿管的蠕动。

（2）严重盆腔粘连时要辨清输尿管位置，必要时术中游离输尿管。

（3）电凝子宫血管或阴道残端出血点时要注意对输尿管的热损伤，切勿过多、过深地缝合阴道残端。

（4）预计手术困难时，可于术前插入输尿管导管。

（5）无法确认是否损伤输尿管时，可静脉注射1～2针剂的靛胭脂，必要时行膀胱镜检术，观察输尿管出口蠕动及喷尿情况。

6.输尿管损伤的处理

早期发现并处理输尿管损伤可有效减小肾功能损伤、输尿管阴道瘘的发生。不同于膀胱损伤,输尿管损伤的处理原则由损伤的性质和部位决定。

(1)由于缝线牵拉腹膜造成的输卵管扭曲、梗阻,只需拆除缝线并行膀胱镜检术确认尿液从输尿管出口流出即可。

(2)<5mm的挤压伤可通过插输尿管支架进行保护治疗。

(3)大的挤压伤、裂伤需要切除受损部分并进行输尿管吻合,根据受损的大小和部位的不同,使用可吸收缝合线进行输尿管吻合术、输尿管膀胱吻合术,无论是哪种手术方式都需要置入输尿管支架、吻合口需要放引流管、留置导尿管。

(三)肠道损伤

单孔腹腔镜手术容易发生肠道损伤,包括单极环切阴道时的热损伤;气腹针和套管针的置入、钝性或锐性外科器械的使用造成的直接机械性损伤,使用单极环切阴道时需要特别注意远离肠管,对于合并有子宫内膜异位症、盆腔炎等盆腔粘连性疾病的患者,进行粘连分离、松解时,宜采用锐性剥离而非钝性剥离。手术时机械性损伤易在术中确诊,而热损伤常在术后,所以术中需特别注意肠浆膜层的白色烧灼点并及时进行修补,术后患者若出现白细胞计数增高、发热、恶心、呕吐及腹膜炎征象,需及时行手术探查,必要时切除坏死的肠段。

第二节　单孔腹腔镜早期宫颈癌手术

一、适应证

根据2020年版NCCN指南和中华医学会妇科肿瘤学分会宫颈癌微创手术的中国专家共识,需要界定和掌握宫颈癌微创手术的适应证如下:

(1)在目前缺乏足够证据明确影响微创手术肿瘤治疗结局危险因素的情况下,可选择低危病例实施微创手术,如宫颈病灶小、分化好、无深层间质浸润等。

(2)对于高危病例,如宫颈病灶大、特殊组织类型、术前宫颈活检病理已提示有脉管受累等,推荐开腹手术。

(3)强调微创手术"无瘤操作"原则,建议如下:

①改进举宫方法，推荐"提吊举宫法"。

②阴道离断前闭锁肿瘤下方的阴道，或经会阴离断阴道。

③淋巴结切除后立即放入标本袋。

④子宫标本取出后用注射用水冲洗盆腹腔。

（4）FIGO妇科肿瘤学委员会建议，对于适合手术的早期宫颈癌女性，即ⅠA1期伴发LVSI；而开放性手术应视为"金标准"的手术。在做出手术决策前，患者应充分咨询并了解风险。

二、手术步骤

（一）术前评估

1.术前评估目的及主要内容

术前评估是保证手术顺利进行和术后恢复、减少术中及术后并发症的重要环节。宫颈癌手术多为根治性子宫切除加腹后腔淋巴结清扫，其切除的范围广、创面大，在相关器官功能低下或有病变情况下，围手术期的风险会增大。因此，术前对患者相关和重要器官进行评估是非常重要和不可缺少的。通过术前评估发现这些器官的异常病变并加以纠正，降低手术风险，并根据患者实际情况制定合适的个体化治疗方案。另外，随着医学技术的发展，新的宫颈癌手术方式不断出现，手术治疗的方式，从经典的开腹手术、经阴道手术到腹腔镜手术，甚至机器人辅助的手术，选用何种手术，术前也要根据患者的具体病情，结合患者的全身情况做出正确的选择。

2.对主要治疗手段选用评估

对于妇科恶性肿瘤，手术、放射治疗和化学治疗仍然是经常使用的三大治疗方法，但对于不同期别的宫颈癌，治疗手段也有所不同。

（1）手术治疗：尽管宫颈癌放射治疗和手术的疗效相同，但早期宫颈癌（ⅡA期以下）仍然以手术治疗为主，放射治疗容易并发不可逆的放射性损伤和并发症，降低患者以后的生存质量。宫颈腺癌因对放射治疗不敏感，因此力争行手术治疗，对于局部晚期者，应先予以放射、化学治疗以改善宫颈旁组织受侵状况，再行手术治疗。同时现有的指南推荐，腹腔镜下手术模式仅应用于极早期低危鳞癌的病例。

（2）放射治疗：宫颈鳞癌对放射治疗敏感，单纯放射治疗可以根治，对于早期者放射治疗的疗效和手术的疗效相同，只不过放射治疗的远期并发症多于手术治疗。对于合并有心、脑、肾等重要脏器严重病变及年老体弱者，手术风险较大且并发症较多，可以进行放射治疗。

（3）化学治疗：首先，主要用于放射治疗同步化学治疗，以铂类为基础的同步放射、化学治疗较单纯放射治疗能明显延长ⅠB～ⅣA期患者的生存期，使宫颈癌的复发危险率下降了40%～60%，死亡危险率也下降了30%～50%；其次，也可用于不能耐受放射治疗的晚期或复发转移患者的姑息治疗；宫颈癌灶＞4cm的术前化学治疗，目的是使肿瘤缩小，便于手术切除，但它不能改善PFS和OS。

3.对全身重要器官功能的评估

（1）心脏疾病：任何有心脏病的患者都应认为是高危手术者，术前应做好充分的评估，评估患者能否耐受手术、术中及术后可能出现的意外及需要采取的相应处理措施。影响妇科肿瘤手术的心脏病主要有缺血性心脏病、瓣膜性心脏病及心律失常。

①冠状动脉性心脏病（简称冠心病）：尤其是有症状者，麻醉及手术都有较大的风险，心绞痛反复发作未控制者，一般不适合做手术。据报道，围手术期死亡病例中50%死于心血管的并发症，其中半数以上由于心肌缺血所致。对于非急症手术的这类患者，宜先进行心内科治疗，如为恶性肿瘤可选用放射治疗，不选择手术。如果必须手术治疗者，需在短期内给予有效的治疗，待基本症状纠正后选择适当的麻醉及手术范围。

②心肌梗死：术前应当详细询问有无心肌梗死史及发生时间，心肌梗死是导致围手术期死亡最主要的因素之一，距离手术时间越近则风险越高。即使有最好的术前评估和准备，全身麻醉后仍可能发生心肌梗死。在缺血性心脏病的现代治疗处理问世之前，心肌梗死后最初几个月里，麻醉和手术后再次发生心肌梗死的风险非常高，术前1～3个月有心肌梗死者手术再发生率可达37%，3～6个月为16%，6个月以上为4%～5%，2年以上者与不施行手术者比较无显著性差异。因此，近期有心肌梗死者，除了危及生命的紧急手术外，均应推迟6个月以后再手术。对术前有频发心绞痛者，提示冠状动脉供血不足，手术创伤可引起心室颤动和心肌梗死，应给予一段时间治疗，待心功能稳定后再手术。有证据证明，冠状动脉旁路手术可以在很大程度上降低心肌梗死的发生风险。

③心律失常：心律失常是常见的心脏病，在手术应激或水、电解质紊乱时更容易发生或加重原有的心律失常。因此，在术前应明确心律失常的类型及症状的轻重，不同的心律失常有不同的治疗方法。一般房性期前收缩及偶发性室性早搏可以不做特殊处理，而频发性室性期前收缩或多源室性期前收缩，需尽快查明原因并对症处理。心率每分钟低于50次，应检查是否有病态窦房结综合征，做阿托品试验，静脉注射阿托品1mg，注射后5分钟内，心率每分钟不增加或增加在90次以下时，应考虑有病态窦房结综合征的可能。术前需进行适当治疗，术中需应用较大剂量的阿托品，并尽量将血压维持在正常范围，保证心肌供血充分，防止窦房结功能衰竭。对于药物治疗无效者，可在术前行暂时或永久性心脏起搏器置入，以维持足够的心排血量。注意有起搏器者术中如果使用电刀电凝时必须关闭起搏器，不能关闭者不应使用电刀电凝。

（2）高血压：有高血压者，术前应控制好血压，使血压降到正常值或接近正常值后方可进行手术。降压药物宜选用作用时间短、半衰期短，又能扩张冠状动脉的药物，如硝苯地平等钙通道阻滞剂，其既能降血压，又能改善心肌供血。

（3）呼吸系统疾病

①感染：有上呼吸道、气管或肺部感染者，术前必须充分控制感染，应用有效抗生素，待症状消失、体温正常后3天方可手术。对有活动性肺结核患者，原则上应延期手术，待结核控制后再手术，若不手术则危及生命，术前应加强抗结核治疗。

②慢性阻塞性肺疾病：这类疾病由于呼吸道阻力增加，从而影响心、肺功能而产生对麻醉和手术的不利影响。常见的有慢性阻塞性支气管炎、阻塞性肺气肿、支气管哮喘和支气管扩张。术前应详细了解病史，评估对手术的耐受性，进行必要的肺功能及X射线胸部X线检查，了解心肺功能能有无损害；做血气分析，了解肺通气功能障碍的程度，必要时进行内科治疗，使病情好转或稳定。如果手术可择期进行，经过治疗后，由内科医师判断心肺功能，是否可耐受手术；哮喘在半年内曾应用激素治疗者，围手术期应适当补充激素。

（4）肾疾病：若肾功能减退，则术后容易出现水、电解质和酸碱失衡现象。轻度肾功能损害常见于老年妇女或合并有糖尿病、高血压、动脉硬化等患者。同时对于术前宫颈癌患者接受顺铂为主新辅助化疗者常常导致程度不等的肾功能损害。这些患者术后发生急性肾衰竭的概率明显增加，尤其术中血压下降时更为严重，急性肾小球肾炎或肾盂肾炎的患者，手术应延迟至疾病静止后再进行；肾病综合征如有血中非蛋白氮增高，提示肾功能有严重损害，手术风险较大。慢性肾功能不全患者术前准备较为复杂，术前常需进行血液透析，以使患者手术时其体液和电解质成分得以纠正。

（5）糖尿病：糖尿病的诊断标准为空腹血糖＞7mmol/L，餐后2小时血糖＞11.1mmol/L，近年来糖尿病的发病率有上升的趋势，且随着年龄的增长而明显上升，术前的多疗程化学治疗对胰岛功能也产生一定的损害，这也是糖尿病发病增多的原因之一。术前应注意与糖尿病相关的疾病，如冠状血管与外周血管疾病、眼底改变、肾及神经系统疾病，并应预先考虑到术后伤口的延期愈合及并发感染等问题。术前对糖尿病患者的术前检查及评估应包括详细了解病史及治疗的过程、并发症情况，检查血糖、尿糖水平、血电解质、血尿素氮、血肌酐，有酸中毒临床表现时应做血气分析，糖尿病患者体内大小血管均有病理改变，因此除要注意心血管及肾脏疾病的检查外，还应评估周围循环情况，如皮肤感觉及足部皮肤改变、周围血管搏动，及时发现缺血性疾病，这些患者手术风险会增加，应进行充分的评估。

术前采用控制饮食和使用短效胰岛素控制血糖在适宜的水平，术前血糖控制在5.6～11.1mmol/L，术中7.0～12.7mmol/L，术后4.0～6.9mmol/L。术前血糖水平保持微高水平，是为了防止术后低血糖。任何时候都应避免低血糖，所以术前还必须给予适当的热量摄入以避免低血糖。平时口服降糖药或用长效胰岛素治疗者，术前3天应停药，更换短效胰岛素，控制血糖，当血糖控制在6.6～8.3mmol/L，尿中无酮体，尿糖控制在5～10mg/24h内，尿酮体（＋）时也可手术。术前应尽可能清除潜在的感染，必要时使用抗生素，术前使用维生素C和B族维生素，有利于切口愈合和防止发生感染。

（6）营养状况：良好的营养状态不仅是维持和恢复机体健康所需要的，而且是妇科肿瘤患者术后机体恢复所必需的，营养不良是一种不利于肿瘤治疗、降低患者生存质量，甚至影响预后的恶性肿瘤患者常见伴发疾病，其对肿瘤患者可以产生多种负面影响。术前如果机体存在营养不良，术后营养支持又不够，则容易发生切口不愈合，若同时输尿管手术者，则易发生吻合瘘。另外，还可因机体逐渐分解代谢，导致重要器官发生衰竭，如呼吸功能不全、免疫力低下而导致感染等。因此，术前的营养评估非常重要，术前应详细询问病史，如能否进食、近期体重下降情况；长期呕吐、腹泻提示有营养不良，慢性肝功能不全或慢性肾衰竭者也常伴有营养不良，放射、化学治疗的患者也常合并有营养不良。检测营养不良状态的客观指标常用体重下降、蛋白质和维生素缺乏的体征来判断。

（二）术前准备

1.阴道准备

阴道准备的主要目的是预防阴道残端缝合创面感染，术前准备包括如下：

（1）术前1周开始阴道冲洗（1∶1000的新洁尔灭溶液或市售阴道冲洗液1000mL左右），每日1次。注意避免碰伤肿瘤创面引起出血，阴道穹窿处也要仔细冲洗。

（2）术前阴道涂抹甲紫或碘伏液。

2.肠道准备

肠道准备的主要目的是预防肠道不洁或胀气对术野暴露的影响，以及减少术后排便影响伤口愈合。主要包括术前3天少吃多渣食物，宜半流质饮食。术前1天给予流质饮食。术前晚及术日晨给予0.1%～0.2%的肥皂液500～800mL清洁灌肠，但根据目前的快速康复外科的概念采用简单肠道准备。

3.皮肤准备

皮肤准备的主要目的是减少手术切口的感染。准备包括术前一日嘱患者做好个人卫生，特别是腹部、外阴及肛周部位的沐浴清洗，术前行术野（包括腹部、外阴及大腿上1/3部分）备皮。备皮时应特别注意不要刮伤术野皮肤。

4.膀胱准备

膀胱准备的主要目的是避免术中误伤膀胱，准备主要是手术日早晨留置导尿管，以排空膀胱，应防止导尿管脱出，以免进行重新插管。

5.备血及手术器械的准备

由于宫颈癌手术操作时间较长、操作部位深、损伤范围大且多在大血管旁操作。因此以防术中出血过多，术前均需配患者同型血600～1000mL。同时也应准备相应的手术器械，如长的Kelly钳、Allis钳等。另外，电刀电凝、超声刀、大血闭合系统（如百克钳）等的使用也可以减少术中出血。

6.术前与患者或家属谈话

术前应与患者或家属交代病情和手术风险，谈话内容如下：

（1）疾病的诊断和轻重程度。

（2）治疗的方案和目的。

（3）手术的并发症和风险度，如输尿管、直肠、膀胱、血管损伤。

（4）麻醉意外。

（5）生育功能的丧失，若行保留生育功能的宫颈广泛切除术时，要交代术后可能存在不孕的情况。

（6）卵巢去留的问题，特别是卵巢保留后，卵巢悬吊和术后放射治疗、化学治疗对卵巢功能的影响。患者或家属获知情同意，应对手术的方式及范围签字为证。

（三）手术步骤及注意事项

（1）根据上述指南，手术方式采取无气腹腹腔镜治疗，不使用举宫杯，采取"提吊举宫法"、低级别病例等措施，以便达到单孔腹腔镜手术无瘤原则的要求。

（2）利用机械装置将腹壁悬吊营造手术空间，无须使用气腹机及CO_2气体，减少气腹对血流动力学及心肺功能的干扰，提高手术的安全性。避免腹压过高对膈肌运动影响，减少手术对心肺功能的干扰，使无法耐受气腹的特殊患者（如合并心肺功能不全、肝肾功能障碍、高龄、幼女、孕妇等），顺利完成手术。无须密闭手术空间，无漏气之忧，器械可自由进出，随时吸出电凝产生的烟雾，保持术野清晰，有利于取出切除之肿物。避免气腹干扰，手术过程保持机体最佳的内环境稳定状态，术后恢复快。

（3）克氏针穿刺腹壁：两把骨科克氏针在脐下3cm并旁开腹正中线3～4cm进针，深度为腹壁厚度约2/3，不超过腹直肌前鞘，顺腹白线方向至耻骨联合上4cm左右穿出（腹横纹上约1cm），避免损伤腹壁血管。脐部置入入路平台，患者取膀胱截石位，臀部超出床沿5～10cm，两把布巾钳钳夹、提拉脐部两侧皮肤及皮下组织，在脐正中做一纵向切口，切开脐轮，长约2.5cm，Allis钳夹脐部切缘，切开脐部筋膜及腹膜，进入腹腔，置入腹腔镜探查腹盆腔情况后，脐部放入切口保护套作为入路平台，助手提拉脐部，卵圆钳协助将保护套内环经脐部切口推入腹腔，翻卷保护套外环，外环拉紧后，术者示指入腹腔探查一圈，确保无组织挤压于内环与腹壁之间，避免副损伤，进腹腔后探查各脏器表面情况。

（4）盆腔淋巴结清扫：髂外淋巴结切除，沿着髂外动脉静脉鞘膜分离，直达腹股沟韧带水平，由上而下、由内而外切除髂外血管周围淋巴脂肪组织。腹股沟深淋巴结切除：

在腹股沟韧带下方、髂外血管末段表面，有腹股沟深淋巴结，沿正常疏松间隙分离后，用分离钳提起整块淋巴脂肪组织，用超声刀于血管表面凝结离断淋巴管整块切除。沿腰大肌与髂外血管间分离进入闭孔窝外侧，分离髂血管血管与腰大肌间脂肪淋巴组织，暴露闭孔神经中上段及髂内外静脉分叉外侧并切断其内侧面淋巴脂肪组织，充分暴露髂内静脉主干。闭孔、髂内淋巴结清除：沿髂外静脉末段内侧向内下方分离进入膀胱侧窝及闭孔窝，助手钳夹提拉闭锁脐动脉充分暴露闭孔区；于髂耻梳内上方分离切除股深淋巴结；分离暴露闭孔神经末段，沿神经逆行向上分离至髂内外静脉分叉处，于分叉处将已分离好的闭孔外侧壁淋巴脂肪组织拉出，沿髂内动脉及闭锁脐动脉将其与闭孔神经内侧及下方间淋巴脂肪组织整块切除。完整切除髂总、髂外、腹股沟深、闭孔及髂内淋巴结。

（5）B/C型（Q-M手术分型）子宫切除：

①游离盆段输尿管，打开直肠侧窝至骶前，充分游离骶韧带，靠近盆壁凝结离断双侧骶韧带。

②打开阔韧带前叶，靠近盆壁凝结切断圆韧带。

③打开膀胱子宫反折腹膜，分离膀胱宫颈阴道间隙下推膀胱至宫颈外口水平下3～4cm。

④处理子宫动脉：靠近髂内动脉游离子宫动脉，凝结后切断，并向宫颈峡部游离至输尿管内上方。子宫静脉是髂内静脉的脏支，其位置稍低于子宫动脉，易撕裂出血。

⑤处理膀胱宫颈韧带：提起膀胱侧角及输尿管，沿输尿管后上方分离膀胱宫颈韧带用超声刀离断，分次分离、离断膀胱宫颈韧带宫颈部及阴道部。

⑥处理膀胱侧韧带：于阴道侧前方、膀胱侧后方分离膀胱侧韧带内侧离至阴道中段旁脂肪组织，于闭锁脐内侧主韧带前方分离至膀胱侧窝，分离出膀胱侧韧带外侧，凝结离断膀胱侧韧带。

⑦处理主韧带：于膀胱侧窝及直肠侧窝间充分游离暴露主韧带，此时因膀胱及输尿管充分分离，可在输尿管内侧或外侧根据需要靠近或紧贴盆壁，凝结离断主韧带。因主韧带上部为血管部有子宫深静脉等血管，需充分凝结后方可用超声刀离断，否则易出现断端出血且回缩后不易止血。

⑧处理阴道旁组织：转向阴道用超声刀凝结离断阴道旁组织，因阴道侧壁有较大的静脉，需避免撕裂，否则出血不易处理。

（6）无瘤操作原则：强调"无瘤操作"原则，尽量减少手术中肿瘤组织对正常组织的污染，特别是在离断子宫及宫旁组织时要做好防护。将离断前的子宫及宫颈等组织完整套入袋中并扎紧残端的部位处，经会阴离断阴道并将袋子整体拉出至阴道外。子宫标本取出后用注射用水冲洗盆腹腔。

三、宫颈癌手术的并发症及其防治

（一）术中并发症及其防治

1.术中出血

术中出血可分两个方面：一是清扫盆腔淋巴结时，可直接损伤动脉或静脉；二是分离主韧带或游离输尿管隧道时导致盆底静脉丛出血。若系直接损伤大血管，可看清出血点后直接缝扎或结扎止血。若系损伤盆底静脉丛，难以钳夹止血时，最好的办法是用纱布垫压止血，待一段时间后再缝扎止血。另外，采用双侧髂内动脉结扎术或腹主动脉暂时阻断法控制局部出血量，再寻找出血点，准确钳夹，缝扎或结扎，取得良好的止血效果。在清扫骶前淋巴结时，骶静脉破裂时可引起致命出血，钳夹常常无效，可选择吸收性明胶海绵、胶原蛋白微颗粒，或用蜡状骨材料堵塞骶骨前。有文献报道当传统止血方法无效时，用金属图钉钉入骶骨压迫可达到止血目的。

2.脏器损伤

广泛性子宫全切术时最常见的损伤部位是膀胱，其次是输尿管、直肠。膀胱最易损伤的部位是膀胱三角区，在宫颈前方分离膀胱时，使用钝性或锐性分离均可能会损伤膀胱。促发膀胱损伤的高危因素包括剖宫产术后、宫颈锥切术后、阴道前壁修补术后、宫颈前壁病灶浸润明显等。如果膀胱损伤后出血不多，表明损伤表浅，可用3-0号可吸收缝合线行间断缝合。如果膀胱已破裂，应仔细辨认破裂的边缘及输尿管的位置，然后分两层，采用3-0号可吸收缝合线连续或间断缝合。如果膀胱破裂口不齐，损伤严重，应将其修整后再行缝合术。术后应留置导尿管持续引流7～10天，术后应放置盆腔引流管，并使用预防性抗生素。

输尿管最容易损伤的部位如下：

（1）在行腹主动脉旁淋巴结切除时，容易损伤输尿管上段。

（2）在结扎骨盆漏斗韧带或行盆腔淋巴结切除时，容易在骨盆入口的边缘损伤输尿管。

（3）在分离子宫动脉及钳夹主韧带和宫骶韧带时，或在打开输尿管隧道时，易损伤输尿管盆腔段。

在钳夹和缝扎时疑损伤输尿管者，应立即减压，并仔细检查是否正常蠕动。若未发现明显损伤，可将输尿管放置一边，等手术结束时再次检查。若输尿管仍保持正常蠕动，无明显的狭窄和扩张，可放心地将输尿管放回原位。如果某一段输尿管已丧失功能，或明显损伤，应该切除此段输尿管，然后放置输尿管导管作为支架以利愈合。如果损伤的部位在子宫动脉平面以上，可行输尿管吻合术；如果损伤的部位在子宫动脉以下或离膀胱很近，应该行输尿管膀胱再植术。

肠道最常见损伤的部位是直肠。如果损伤仅仅是直肠浆肌层，可用细丝线间断缝合浆肌层。若发现肠道已完全破损，应用细丝线间断缝合肠道破口。如果肠道破口很大，或肿瘤已侵及肠黏膜，最好行肠切除及吻合术，必要时做结肠造瘘术。神经损伤常发生在腹膜外盆腔淋巴结清扫时，在髂总动脉下段及髂外动脉外侧切断细的生殖股神经，使术后股部皮肤有麻木感，大多可自行好转，理疗有助于恢复。闭孔神经在锐性分离时可部分切断或全部切断，发现后立即缝接修复可恢复正常功能。

（二）术后并发症及防治

1.术后出血

术后出血多因术中止血不彻底，继发感染所致，尤以术后一周内较常发生。术后观测生命体征变化和引流管引流液情况，如发现异常，及时处理，一般于术后48～72小时可拔除。术后伤口加压沙袋，也可达到止血的目的，沙袋一般于术后8小时去除，严密观察伤口敷料有无渗出，准确判断出血量，及时更换敷料。

2.输尿管瘘

输尿管瘘是较常见的术后并发症。输尿管瘘的临床表现取决于损伤类型，主要症状为术后不久或术后14天左右出现阴道持续性溢尿或阴道流水。尿瘘出现前往往先有发热和腹痛。典型的输尿管瘘于术后7～10天即出现阴道流水。输尿管瘘管多位于阴道残端侧角。如出现尿瘘必须尽早鉴别膀胱瘘和输尿管瘘。方法是先用干纱布填塞阴道，然后膀胱内注入亚甲蓝溶液。如阴道内纱布蓝染则提示膀胱瘘；如无阴道内纱布蓝染，则应静脉注射靛卡红，如阴道内纱布红染则提示输尿管瘘。必要时可行静脉肾盂造影或膀胱镜检查加逆行肾盂造影，可获得更为完全的信息，并可同时行输尿管插管。较小的早期输尿管瘘可通过膀胱镜放置输尿管导管持续引流10～15天，一般在14～21天愈合。较大的或晚期的输尿管瘘需行手术修补。手术时间和方式的选择取决于患者的一般情况，应将保护肾脏的功能放首位。一旦患者情况允许手术，瘘管口周围组织良好，应尽早施行经腹腔输尿管瘘修补术。小部分早期或小型的膀胱阴道瘘患者，通过持续性膀胱引流，可在1个月内自然愈合。大部分患者或较大瘘孔（>1cm者）需进行手术修补。手术应选择在瘘孔组织炎症消失，周围瘢痕软化，瘘孔不再缩小时施行，时间多需2～3个月。修补的途径可经阴道、腹腔或膀胱进行或联合修补。术后需应用预防性抗生素、雌激素，并持续导尿。

3.膀胱功能障碍

膀胱功能障碍包括张力性尿失禁、膀胱膨出、尿道缩短、排尿困难、尿潴留、尿感消失、逼尿肌麻痹等。膀胱功能障碍的类型及严重程度与宫颈癌手术的范围及彻底性有关，也与术前膀胱功能状态相关。术后一般应持续留置尿管7～10天，间隙排放尿液2天后拔除尿管，随后测残余尿，如果残尿＞100mL则继续保留导尿1周，在此期间应注意预防继发感染。一旦继发感染，应加强抗生素的使用，并给予膀胱冲洗及膀胱理疗。胆碱类药物应用亦可促进膀胱功能恢复，对部分患者有效。少数病例在拔除尿管后可发生尿失禁，出现此种情况应嘱患者每日坐热盆浴，锻炼盆底肌肉，促使早日恢复尿道括约肌功能。尿潴留一般系支配膀胱运动功能的神经损伤所致，因此，术中应尽量保留骶韧带外侧的神经组织，以便能维持膀胱的正常功能。阴道断端闭合时，行膀胱子宫陷凹腹膜反折，阴道断端前、后侧，与直肠子宫陷凹反折腹膜4层组织一并缝合，避免术后膀胱后屈嵌顿在缩短的阴道残端之上，使残余尿潴留。膀胱理疗或针灸可促进膀胱功能的恢复。对顽固性尿潴留，膀胱括约肌扩张是有效的方法。

4.淋巴囊肿

盆腔淋巴结清扫术后，腹膜后留有无效腔，回流的淋巴液滞留在腹膜后即形成淋巴囊肿。大的淋巴囊肿可引起疼痛甚至合并感染或压迫输尿管威胁肾功能。术中清扫盆腔淋巴结时尽量结扎能证实的淋巴管、术后放置负压引流可减少其发生。对直径＜5cm无症状的淋巴囊肿患者，可以局部热敷，1~2个月后可吸收消退；直径5~10cm者，应配合外敷，如大黄100g、芒硝500g；直径＞10cm有压迫症状或伴发热者，应在B超指示下穿刺抽液。淋巴囊肿伴有下肢症状者应引起重视，建议给予抗凝治疗。有文献报道有下肢症状者彩超提示有髂血管受压，患侧下肢血流减慢，故要警惕下肢静脉血栓，预防血栓形成。症状较轻者，给予肠溶阿司匹林片；症状较重者，给予低分子量肝素2~2.5KU，皮下注射，每日2次，连用5天，第4天加华法林片口服至下肢症状明显好转、囊肿基本消失后停药。

5.术后感染

术后感染危险因素包括患者机体状况、肿瘤本身的因素、较多的诊断及治疗操作。患者的机体因素包括高龄、肥胖、营养不良、化学治疗和放射治疗史及患者免疫力低下等。肿瘤患者常伴有阴道菌群的改变和潜在的感染，与手术有关的危险因素包括：静脉通道的建立，气管插管和胃管的设置，尿管的保留，范围较广的解剖和分离的操作，较长的手术时间，较多的组织损伤和失血，术后留下较多的无效腔等。病原菌主要是来自患者阴道和肠道的菌群。大多是混合感染，细菌包括厌氧菌如消化链球菌、消化球菌及类杆菌，需氧菌如链球菌、肠球菌、葡萄球菌及大肠埃希氏菌等，而且从患者术后感染分离出来的细菌很多对抗生素耐药。术后感染的类型可分为两大类：一类是手术部位的感染，包括伤口感染和盆腔感染；另一类是术后其他感染，包括泌尿道感染、肺部感染与静脉导管。术后及时除去引流管、尿管，尽早下床活动，保持呼吸道卫生，多做肺部锻炼。术后合理使用抗生素。

6.术后静脉栓塞

术后静脉栓塞是较常见的并发症，发生率可达25%。深部静脉栓塞可继发肺栓塞，极易危及患者生命，故应积极防治。深部静脉栓塞症状和体征大多于住院期间出现，典型表现为单侧下肢水肿、肿胀和疼痛，并伴有长期低热，也可于出院后才逐渐出现静脉栓塞和肺栓塞，临床诊断非常困难，即使有经验的临床医师也很难确诊。一旦考虑患者有深部静脉血栓形成，应积极检查确诊或排除。多普勒超声和静脉体描记法是目前最常用的两种确诊手段，对诊断股静脉及髂静脉血栓形成非常可靠。此外，放射性纤维蛋白原吸收检测是国外近年来在临床应用的一项新诊断技术，对深静脉血栓形成的诊断较为敏感和特异。深部静脉栓塞的处理原则是：一旦诊断立即给予肝素抗凝治疗，并根据凝血酶时间调整肝素剂量，一般将肝素调至2倍凝血酶时间为准。患者卧床休息10天后可以下地活动，而不宜行溶血栓治疗和血栓切除术。

7.术后其他并发症

下肢淋巴水肿及乳糜漏（chyleleak）均为术后并发症。多频生物电阻抗分析能早期发现下肢淋巴水肿，争取下肢淋巴水肿能早期发现，积极治疗。腹主动脉旁淋巴结清扫后出现的乳糜漏，必要时需要手术治疗。

腹腔镜手术具有术后患者痛苦轻、住院时间短、恢复快等优点，但腹腔镜广泛子宫全切术及淋巴结切除术与开腹手术相比，有其特殊性和相应的并发症。穿刺孔肿瘤转移是腹腔镜手术特有的并发症，其原因如下：

（1）未采取严密的防范措施，使较多的肿瘤细胞遗漏于穿刺套管。

（2）染有肿瘤细胞的器械与套管接触时，肿瘤细胞直接接触穿刺孔。

（3）在气腹条件下，压力作用将肿瘤细胞压迫至穿刺孔创面。

因此，在腹腔镜淋巴结切除时，切下的淋巴结应马上置于装物袋中，避免肿瘤细胞浸润的淋巴结与其他器官或器械相互污染。

腹腔镜手术的部分患者术后会出现肩部酸痛，持续2~3天，一般不需要处理。如疼痛严重，对症处理即可。肩部酸痛可能与气腹时牵拉膈肌有关，也可能是CO_2过多，肩部乳酸堆积所致。术后CO_2扩散，腹腔酸化，残余气体可致腹膜张力下降，腹膜对腹腔内脏器的支持力下降，导致疼痛。术中尽量减少Trocar进出腹腔的次数，术毕拔除Trocar前排净腹腔内气体可避免此并发症的发生。

腹腔镜手术的其他并发症还包括气腹压力过高造成心肌缺氧、体温下降、酸碱平衡失调、气胸等，这些并发症的发生均与手术时间成正相关。术后也会发生皮下气肿、静脉CO_2气体栓塞、呼吸窘迫等并发症。

随着器械的改进及手术技术的提高，腹腔镜也被越来越多地应用于宫颈癌的治疗中，因此，手术医师的严格培训和经验积累对降低手术并发症发生率、提高患者生存率及生活质量非常重要。相信随着仪器设备的不断提升以及医疗技术的不断提高，腹腔镜用于治疗宫颈癌的并发症发生率也将会进一步降低。

第三节　早期卵巢癌的单孔腹腔镜手术

卵巢癌是女性生殖系统常见的三大恶性肿瘤之一。由于至今缺乏有效的早期诊断方法及其易复发、转移和多药耐药等特点，约70%的卵巢癌患者发现时已是晚期，而晚期卵巢癌（advanced ovarian cancer，AOC）患者的5年存活率不到40%，病死率居妇科恶性肿瘤的首位，成为严重威胁妇女生命的疾病。晚期上皮性卵巢癌（advanced epithelial ovarian cancer，AEOC）的标准治疗流程为初始肿瘤细胞减灭术（primary debulking surgery，PDS）后给予4~6个疗程的含铂化学治疗（PDS-CT）。但70%的患者发现时均为晚期患者并发生远处浸润转移，因此初次手术很难达到理想减灭术（R0）。新辅助化疗（neoadjuvant chemotherapy，NACT）是指Ⅱ~Ⅳ期晚期患者在术前给予1~4个疗程联合化学治疗以再达到理想的减灭术，从而提高治疗效果，使许多AEOC患者获得了手术治疗的机会。在上述治疗完全缓解后根据基因检测情况进一步给予维持治疗，目前的维持治疗采用血管抑制剂和聚二磷酸腺苷核糖聚合酶抑制剂（poly adenosine diphosphate ribose polymerase inhibitor，PARPi）。

一、概述

（一）临床表现

卵巢癌的发病原因目前仍不明确，年龄的增长、未产、促排卵等，以及乳腺癌、结肠癌或子宫内膜癌的个人史及卵巢癌家族史，均被视为危险因素。遗传卵巢癌综合征（hereditary breast-ovarian cancer syndrom，HOCS）患病的危险率高达50%，随着年龄的增长其危险性也增加。"卵巢癌三联症"即年龄40~60岁、卵巢功能障碍、胃肠道症状，应引起对卵巢癌的警戒。

1.症状

早期常无症状，可能会出现一些非特异性症状，如胃肠道症状及尿频、尿急等改变。随着肿块的增大，出现扪及腹部包块、腹胀加重及其他消化道症状等。肿块的病理类型不同常表现出不同的临床症状，功能性肿瘤常会引起不规则阴道流血或绝经后出血，需与宫颈癌、子宫内膜癌相鉴别。早期患者中少部分可能会出现消瘦、贫血等恶病质表现。当肿块体积较小时，全身检查特别注意乳腺、区域淋巴结、腹部膨隆、肿块、腹水及肝、脾、直肠检查。

2.盆腔检查

妇科检查及三合诊检查常无明显阳性体征，当肿块逐渐增大后，妇科检查可扪及肿块，常为双侧，活动性差，表面欠光滑，可伴有腹腔积液。三合诊检查可能在直肠子宫陷凹触及肿块。盆腔检查时，应系统地对子宫及附件进行检查，注意附件肿块的位置、侧别、大小、形状、边界、质地、表面状况、活动度、触痛及直肠子宫陷凹结节等。应强调盆腔肿块的鉴别，以下情况应注意为恶性：实性，双侧肿瘤不规则、表面有结节粘连、固定、不活动。

（二）诊断

结合病史、体征及必要的辅助检查确定包块的来源及性质。早期卵巢癌的症状较不明显。发病年龄在50～59岁，结合卵巢癌的"三联症"，当出现腹痛、腹胀、扪及腹部包块时间持续1周至6个月时，应考虑有卵巢肿瘤的可能。联合必要的辅助检查加以筛查。

1.影像学检查

（1）超声扫描：对于盆腔肿块的检测有重要意义，可描述肿物大小、部位、质地等；对肿瘤良、恶性的判定依经验而定，可达80%～90%；也可显示腹水。彩色多普勒超声扫描能测定卵巢及其新生组织血流变化，有助于诊断。

（2）PET-CT的应用：有助于判断盆腔淋巴结转移情况及全身其他部位转移情况，以及帮助确定手术诊疗方案。

（3）CT及MRI：对脏器及淋巴转移有参考价值。

（4）腹腔镜检查的作用：

①明确诊断，做初步临床分期。

②取得腹水或腹腔冲洗液进行细胞学检查。

③取得活体组织进行组织学诊断。

④术前放腹水或腹腔化学治疗，进行术前准备。

（5）胸部、腹部X射线检查：可显示阳性阴影。

（6）必要时选择以下检查方法：系统胃肠摄片或乙状结肠镜观察，必要时行胃镜检查，提供是否有卵巢癌转移或胃肠道原发性癌瘤。肾图、静脉肾盂造影，观察肾脏的分泌及排泄功能、泌尿系统压迫或梗阻症状。肝脏扫描或Y照相：了解肝转移或肝脏肿物。放射免疫显像：以放射性核素标记抗体为肿瘤阳性显像剂，进行肿瘤定位诊断。

2.肿瘤标志物

（1）卵巢癌标志物：主要用于诊断和鉴别诊断、监测病情与疗效、判断预后、预测达到满意肿瘤细胞减灭术的可能性，最近几年更是希望用于靶向治疗的靶点选择、化学治疗药物的耐药判断和用药指导。上皮性癌主要检测CA125和HE4，而非上皮性癌可检测AFP、HCG、LDH等。

（2）CA125：称为黏蛋白16（MUC16）。血清CA125水平在子宫内膜异位症、盆腔炎性疾病、早期妊娠等情况下也会升高，血清CA125诊断卵巢癌的敏感度为74%、特异度为83%，而其诊断早期卵巢癌的敏感度仅为50%。血清CA125在判断预后、监测疗效和病情变化方面有重要的价值。卵巢癌治疗后3个月血清CA125水平下降至正常患者的预后优于未降至正常者，且治疗后血清CA125水平降至正常值范围的时间（下降速率）是影响患者预后的独立因素。有研究发现，对于铂类药物敏感的卵巢癌患者，血清CA125水平在预测肿瘤进展时的价值可能高于实体瘤的疗效评价标准（response evaluation criteria in solid tumors，RECIST）；但在铂类药物耐药的卵巢癌患者中，RECIST要比血清CA125更早地判断复发。因此，在铂类药物耐药的卵巢癌患者的随访中，应更加重视定期影像学检查及症状评估。有关CA125在免疫及靶向治疗方面也开展了较多研究，但结果均不理想。因此，在临床工作中要结合患者的具体情况，正确、合理地评估血清CA125检测的临床意义，充分发挥其在临床中的使用价值。

（3）HE4：其由WFDC2基因编码，是蛋白酶抑制剂家族中的一员。HE4在正常的卵巢上皮细胞中不表达，但在卵巢浆液性癌和子宫内膜样癌细胞中高表达。在诊断方面，HE4在非恶性卵巢病变中具有更高的特异度，在卵巢癌诊断中具有较少的假阳性，HE4在判断卵巢癌风险方面的特异度优于卵巢恶性肿瘤风险算法（risk of ovarian malignancy algorithm，ROMA）。血清HE4在卵巢癌与子宫内膜异位症鉴别中明显优于血清CA125。约80%的CA125阴性患者的血清HE4水平升高，因此，HE4被视为对CA125的补充。有研究报道，当卵巢癌患者血清HE4水平＞600kU/L时，达满意肿瘤细胞减灭术的可能性较小，HE4预测不满意肿瘤细胞减灭术的敏感度为77%，特异度为32%。也有研究发现，血清HE4可用来预测卵巢癌对铂类药物的敏感性，使用铂类药物化学治疗3个疗程后血清HE4水平未降至70pmol/L者，提示患者存在铂类药物耐药的可能，血清HE4预测铂类药物耐药优于CA125。但有关HE4与化学治疗耐药间的相关机制目前仍不清楚。当卵巢癌复发时，血清HE4水平比CA125提前3个月升高，可成为预测卵巢癌复发的标志物，自HE4应用于临床以来，取得了较可喜的临床研究成果。

（4）多个标志物的联合应用：单一标志物均存在敏感度和/或特异度不理想的缺点，多个标志物的联合应用有可能提高这些标志物的临床应用价值。ROMA是将血清HE4和CA125水平与绝经状态综合起来，采用定量及客观参数进行统计学计算后获得卵巢癌患病风险的高低。Wei等报道，诊断卵巢癌时ROMA指数的敏感度（94%）优于血清HE4（75%）和CA125（85%），特异度（93%）低于血清HE4（98%），但略高于CA125（92%）；对于绝经后妇女ROMA指数诊断卵巢癌的敏感度、特异度最高。由此可见，

ROMA在一定程度上可提高对卵巢癌诊断的敏感度和特异度，有较大的临床推广应用价值。但ROMA易受绝经状况、血清HE4和CA125水平、预测参数临界值的影响。

（5）甲胎蛋白：对卵巢内胚窦瘤有特异性价值，或者未成熟胎瘤、混合性无性细胞瘤中含卵黄囊成分者均有诊断意义。其正常值为<25μg/L。

（6）人绒毛膜促性腺激素（human chorionic gonadotropin，HCG）：对于原发性卵巢绒癌有特异性。

（7）性激素：粒层细胞癌、泡膜细胞瘤可产生较高水平的雌激素；黄素化时，亦可有睾丸素分泌。浆液性、黏液性或纤维上皮瘤，有时也可分泌一定的雌激素。

（8）细胞学检查：腹腔积液、腹腔冲洗液或胸腔积液可用于查找癌细胞。

（三）病理类型

卵巢肿瘤组织成分非常复杂，是全身各脏器原发肿瘤类型最多的器官，不同类型的组织学结构和生物学行为差异很大。WHO把卵巢肿瘤分为14大类，其中主要有以下组织学类型：

（1）上皮性肿瘤为最常见的组织学类型，占卵巢原发性肿瘤的50%~70%，占卵巢恶性肿瘤的85%~90%。多见于中老年妇女。可分为浆液性、黏液性、子宫内膜样、透明细胞、移行细胞（Brenner瘤）和浆黏液性肿瘤等，各类别依据生物学行为进一步分类，即良性、恶性和交界性肿瘤（不典型增生肿瘤）。

（2）生殖细胞肿瘤是来源于原始生殖细胞的一组肿瘤，占卵巢肿瘤的20%~40%。多发于年轻及幼女，青春期前患者占60%~90%，绝经后仅占4%。可分为畸胎瘤、无性细胞肿瘤、卵黄囊瘤（内胚窦瘤）、胚胎性癌等。

（3）卵巢性索间质肿瘤是来源于原始性腺中的性索及间质组织，占卵巢肿瘤的5%~8%。常有内分泌功能，称为功能性肿瘤。可分为颗粒细胞瘤、卵泡膜细胞瘤。

（4）卵巢转移性肿瘤原发性癌转移至卵巢形成的肿瘤，又称库肯勃瘤（Krukenberg tumor），是一种常见的转移性肿瘤，占卵巢肿瘤的5%~10%。预后极差。

（四）手术病理分期

FIGO2014年重新修订的卵巢癌-输卵管癌-原发性腹膜癌分期标准见表5-1。

表5-1　卵巢癌-输卵管癌-原发性腹膜癌分期标准

分期	描述
Ⅰ期	病变局限于卵巢或输卵管
ⅠA期：	病变局限于一侧卵巢（包膜完整）或输卵管，卵巢和输卵管表面无肿瘤，腹水或腹腔冲洗液没有恶性细胞
ⅠB期：	病变局限于双侧卵巢（包膜完整）或输卵管，卵巢或输卵管表面无肿瘤，腹水或腹腔冲洗液没有恶性细胞
ⅠC期：	病变局限于一侧或双侧卵巢或输卵管，伴随：
·ⅠC1期：	术中包膜破裂
·ⅠC2期：	术前包膜破裂，或卵巢或输卵管表面有肿瘤
·ⅠC3期：	腹水中或腹腔洗液中找到恶性细胞
Ⅱ期	病变累及一侧或双侧卵巢或输卵管伴有盆腔扩散（骨盆边缘下方），或原发性腹膜癌
ⅡA期：	病变扩散或种植至子宫和/或输卵管和/或卵巢
ⅡB期：	病变扩散至其他盆腔组织
Ⅲ期	病变累及一侧或双侧卵巢、输卵管或原发腹膜癌，细胞学或组织学证实盆腔以外腹膜波及或腹膜后淋巴结转移
ⅢA1期：	仅腹膜后淋巴结转移（细胞学或组织学证实）
ⅢA1（ⅰ）期：	转移淋巴结最大直径≤10mm
ⅢA1（ⅱ）期：	转移淋巴结最大直径＞10mm
ⅢA2期：	盆腔外腹膜（超出盆腔边缘）镜下受侵，伴有或不伴有腹膜后淋巴结转移
ⅢB期：	盆腔外腹膜肉眼可见转移灶，最大直径≤2cm，伴有或不伴有腹膜后淋巴结转移
ⅢC期：	盆腔外腹膜肉眼可见转移灶，最大直径＞2cm，伴有或不伴有腹膜后淋巴结转移（包括肝、脾表面受累，而非实质受累）
Ⅳ期	远处转移（不包括腹膜转移）
ⅣA期：	胸腔积液伴细胞学阳性
ⅣB期：	肝、脾实质受累，腹腔外脏器转移（包括腹股沟淋巴结转移或腹腔外淋巴结转移）

二、早期卵巢癌单孔腹腔镜手术的术前准备

（一）手术适应证

由于卵巢癌特别是上皮性癌极易早期在腹腔内浸润转移，早期常无症状，因此约70%

的卵巢恶性肿瘤患者就诊时已为晚期，且易在盆腹腔内广泛种植、浸润、转移，加之腹腔镜手术自身的限制，卵巢恶性肿瘤的腹腔镜手术目前仅应用于早期患者的全面分期手术、再分期手术、盆腔肿物性质的鉴别诊断和晚期患者是否可行满意的肿瘤细胞减灭术的术前评估。

（二）术前评估与准备

1.术前评估

术前评估包括：

（1）通过组织学进行病理确诊，特别是打算设计单孔腹腔镜手术，应在术前尽可能拿到组织病理学活检或腹腔镜下取活检，活检有困难者，可取腹水或胸腔积液测定CA125+CEA比值＞25。

（2）通过影像学检测，主要是B超、CT和MRI，必要时进行PET-CT检查。术前尽可能确定病灶大小、是否有附件以外的病灶及是否有淋巴结转移。术前评估以确定适宜的治疗计划，以及手术的范围、预测手术可能发生的不良反应和手术危险度。

2.术前准备

（1）完善术前医患沟通，详细告知患者及家属病情及手术方式、预后、费用等，签署手术知情同意书。

（2）患者均进行相应的术前检查，包括血尿常规，血电解质，凝血功能，乙肝两对半，肝、肾功能，血型，血糖，腺癌肿瘤标志物（如CA125、CA199、CA153、HE4、HCG、AFP），腹腔内细胞学检查，X射线胸片，心电图，肝、胆、胰、脾、双肾、输尿管彩超，心脏彩超，子宫双附件彩超，盆腔磁共振平扫+增强扫描等。

（3）积极控制患者血压、血糖等内科并发症，排除手术禁忌证。

（4）胃肠道准备及阴道冲洗，清洗脐部，术前更衣。

（5）留置导尿管：经脐手术时，术中需要举宫器协助变动子宫体位，插好导尿管，再次消毒阴道，暴露宫颈后上举宫器。

三、早期卵巢癌单孔腹腔镜的手术步骤及注意事项

（一）单孔腹腔镜的卵巢肿瘤探查术

单孔腹腔镜的卵巢肿瘤探查术适用于协助卵巢肿物性质的鉴别诊断，另可选择性某些晚期患者是否可行满意肿瘤细胞减灭术的术前评估。

1.卵巢肿瘤探查术

（1）入路平台、腹腔镜系统、镜头和器械检查。

（2）经脐部切开入口，放置Port。

（3）腹腔镜探查术。抽取腹水或冲洗盆、腹腔行脱落细胞检查，全面探查及评估所有腹膜、肠表面、横膈、肝表面，粘连或可疑之处行活检。若无明显种植灶，则腹膜随机取样活检，包括子宫直肠陷凹、膀胱浆膜面、两侧盆侧腹膜、两侧结肠旁沟、横膈面（也可使用细胞刮片行膈下细胞学取样）。

2.探查术后的处理和注意事项

（1）取活检的组织应成块，并尽可能地取非电烧和电器具钳夹组织，以免影响病理检测的准确性。

（2）取活检组织后，应尽快放置在手套内，再将手套完整（内含活检组织）地从脐孔拉出送病检，切勿将活检组织直接从脐孔口拉出，以免引起肿瘤组织对脐孔的污染、种植和转移。

（3）活检组织应尽快送冷冻切片病理检查，以初步确定组织类型。

（4）在腹腔镜下探查和快速冰冷组织于病理下确定手术病理分期，若病灶局限在附件组织内（Ⅰ期）并病理证实为非上皮性癌，可在腹腔镜下行病灶侧附件切除或肿瘤剔除，术后给予相关的全身治疗；病理确诊为低级别浆液性卵巢癌（low-grade serous ovarian carcinoma，LGSOC），主要分级依据是基于核异型性和核分裂指数：轻至中度异型性是指每10个高倍镜下（high-powered fields，HPF）不多于12个核分裂，称为LGSOC。可在腹腔镜下行全面分期或再分期手术；若年轻并有保留生育要求者可病灶侧附件切除；若影像学未发现淋巴结增大者可不行淋巴结清扫，术后给予紫杉醇+卡铂联合化学治疗，共治疗3～6个疗程；若病理证实为高级别卵巢癌（high-grade serous ovarian carcinoma HGSOC），包括浆液性癌、透明细胞等应改行开腹手术，行全面分期手术或理想的减灭术，术后给予紫杉醇+卡铂联合化学治疗6个疗程。

（5）在腹腔镜下探查和快速冰冷组织于病理下确定为Ⅱ期或以上者，应改开腹行全面分期手术或理想的肿瘤细胞减灭术，术后给予相应的全身治疗；若在腹腔镜探查下为晚期患者，应行Bristow或Fagotti量化评分，以确定是否行初治理想的肿瘤细胞减灭术，或行新辅助化学治疗后再行中间性肿瘤细胞减灭术。

（二）单孔腹腔镜的再分期手术步骤

1.腹主动脉旁+盆腔淋巴结清扫术

清除右腹主动脉旁+髂总淋巴结，用钳挡开右侧输尿管及右侧卵巢血管，用超声刀打开腹主动脉其中下部鞘膜，小心分离暴露右侧腹主动脉旁及下腔静脉，在静脉表面分离其表面淋巴脂肪组织，用超声刀离断，沿血管向下切除髂总淋巴脂肪组织，避免损伤生殖股神经。同法处理对侧。髂外淋巴结切除：沿着髂外动脉、静脉鞘膜分离，直达腹股沟韧带水平，由上而下、由内而外切除髂外血管周围淋巴脂肪组织。腹股沟深淋巴结切除：在腹股沟韧带下方、髂外血管末端表面，有腹股沟深淋巴结，沿正常疏松间隙分离后，用分离钳提起整块淋巴脂肪组织，用超声刀于血管表面凝结离断淋巴管整块切除。沿腰大肌与髂外血管间分离进入闭孔窝外侧，分离髂血管与腰大肌间脂肪淋巴组织，暴露闭孔神经中上段及髂内外静脉分叉外侧并切断其内侧面淋巴脂肪组织，充分暴露髂内静脉主干。闭孔、髂内淋巴结清除：沿髂外静脉末段内侧向内下方分离进入膀胱侧窝及闭孔窝，助手钳夹提拉闭锁脐动脉充分暴露闭孔区；于髂耻梳内上方分离切除股深淋巴结；分离暴露闭孔神经末端，沿神经逆行向上分离至髂内外静脉分叉处，于分叉处将已分离好的闭孔外侧壁淋巴脂肪组织拉出，沿髂内动脉及闭锁脐动脉将其与闭孔神经内侧及下方间淋巴脂肪组织整块切除。完整切除髂总、髂外、腹股沟深、闭孔及髂内淋巴结。同法处理左侧盆腔、腹主动脉旁淋巴结。切下的淋巴结放入标本袋内，待手术完成后从阴道或者脐部切口取出标本。

2.大网膜切除术

详见图5-1、图5-2。

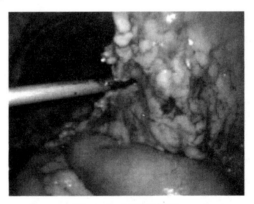

图5-1　大网膜切除

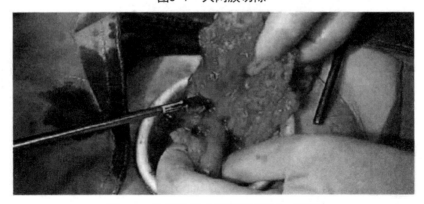

图5-2　将切除的大网膜经脐切口取出

3.筋膜外全子宫及双附件切除术

凝结双侧输卵管，冲洗盆腔，冲洗液送检细胞学，分离乙状结肠与左侧盆侧壁粘连，剪开阔韧带前后叶，看清左侧输尿管后，高位离断卵巢血管则用超声刀打开骨盆漏斗韧带表面腹膜，充分游离卵巢动静脉，避开输尿管则用双极高位电凝卵巢血管靠近卵巢动静脉凝结、离断卵巢动静脉，凝结离断圆韧带，继续剪开阔韧带后叶至峡部水平。避开输尿管，打开阔韧带后叶至子宫峡部水平；在距宫角2cm或以上电凝、离断圆韧带（越邻近宫角，则越容易出血）；打开阔韧带前叶至峡部水平，打开膀胱子宫反折腹膜，分离子宫颈阴道间隙，下推膀胱至宫颈外口水平下方；分离宫旁疏松组织、充分暴露子宫血管，在峡部水平凝结后离断子宫血管（紧贴宫颈凝结、离断宫旁结缔组织；用电凝钩或超声刀沿阴道穹窿部切开穹窿，经阴道取出子宫及附件；冲洗盆腔，观察手术创面是否出血并充分止血，缝扎阴道残端）。

（三）单孔腹腔镜早期卵巢恶性生殖细胞肿瘤保留生育功能的分期手术

（1）系统探查腹腔各脏器，确定子宫及健侧附件表面正常。

（2）患侧附件切除，包括输卵管和卵巢组织切除。

（3）健侧卵巢剖视探查。

（4）患侧盆腔淋巴结清扫，手术操作流程同前。

四、腹腔镜手术在卵巢恶性肿瘤中的应用

随着腹腔镜设备的不断更新及操作技术的不断成熟，腹腔镜在妇科恶性肿瘤手术中的应用在最近30年取得了进步。但在卵巢恶性肿瘤中的应用还有争议，腹腔镜在卵巢恶性肿瘤手术中的应用可分为以下几类：

（1）二次探查手术。

（2）再分期手术。

（3）早期卵巢恶性肿瘤的腹腔镜全面分期手术。

（4）评估晚期病变的程度及切除的可能性。腹腔镜手术的优点：图像放大作用、气腹的压力使小血管的出血减少、术后恢复快、术后化学治疗及放射治疗时间提前、最大限度地减少术后放射治疗引起的肠粘连。但也存在不确定的穿刺孔转移、因肿瘤破裂导致的肿瘤播散及手术不够彻底等缺陷。

（一）腹腔镜在卵巢恶性肿瘤二次探查术中的应用

二次探查术是指卵巢恶性肿瘤患者经理想肿瘤细胞减灭术后1年内，经以铂类为主的

至少6个疗程规律联合化学治疗后达到临床完全缓解，临床上无肿瘤存在证据，为了解肿瘤是否得到根治，以估计化学治疗效果指导后续的治疗而进行的再次腹腔探查术。腹腔镜下二次探查术由于可多次施行，损伤相对较小而受推荐，但也因受腹腔粘连等因素影响其判断残存病灶的准确性。已有大样本的开腹手术与腹腔镜二次探查术研究，其临床对比研究结果显示，开腹手术比镜下手术在腹膜活检和冲洗液敏感性及阴性预测值上略微升高，但对预后并无明显帮助。为了提高镜下手术的准确性，Löning等采用术前腹腔内注入无毒、能在恶性组织中选择性聚积或残留的光敏剂5-氨基乙酰丙酸，可使腹腔镜下荧光识别肿瘤组织标本的敏感度达92%，此法为早期发现残余肿瘤或腹膜微转移提供了一种灵敏度更高的方法。Abu-Rustum等报道了289例Ⅲ～Ⅳ期经手术及化学治疗后临床完全缓解的患者在二次探查术中发现持续性卵巢或腹膜癌，其中131例（45%）为腹腔镜下手术，139例（48%）为开腹手术，其中19例（7%）中转开腹，各组间平均年龄、期别分布、组织学类型、组织学分级、残余灶大小比较均无显著性差异。腹腔镜手术者中位生存时间为41.1个月与开腹组的38.8个月比较无显著性差异。尽管二次探查术由于大规模前瞻性随机对照研究结果显示其对判断预后并无帮助，而在临床上基本放弃，但腹腔镜下二次探查术对于卵巢恶性肿瘤患者相对安全、损伤小，可多次实施且接受度高，故仍不失为一种判断疗效的好办法。

（二）腹腔镜在卵巢恶性肿瘤再分期手术中的应用

临床上经常会遇到初次手术不完全分期而影响后继治疗方案的制定，这些患者多需行再次分期手术。腹腔镜下手术可避免患者因再次开腹手术引起的不适，对于明显早期附件恶性肿瘤患者腹腔镜再分期手术是安全可行的，可准确地发现哪些患者需要化学治疗，哪些仅需手术即可，并未促进疾病恶化或加速肿瘤生长。Jaeman等报道腹腔镜下卵巢恶性肿瘤妇女再手术的可行性、手术效果及并发症。14例卵巢恶性肿瘤患者在附件切除后进行了腹腔镜下再手术，包括腹膜冲洗细胞学、腹腔镜盆腔和腹主动脉旁淋巴结切除术至左肾静脉水平、网膜切除术、多次腹膜活检和子宫全切术（除了3次挽救生育能力手术外）。中位手术时间为230（155～370）分钟，收集的盆腔和腹主动脉旁淋巴结的中位数分别为26（6～41）个和18（2～40）个。患者均成功完成腹腔镜下手术，随访时间中位数为33个月。其中13例患者没有复发的证据，但有1例患者在手术22个月后死亡。由有丰富的腹腔镜经验和训练有素的操作团队的专业腹腔镜肿瘤学家进行的腹腔镜再手术，在处理意外的卵巢恶性肿瘤方面是可行和有效的。早期不完全手术使早期上皮性卵巢癌的后续治疗复杂化。Hua等回顾2000—2011年收治的早期上皮性卵巢癌的病例，纳入246例初次手术未完成分期的患者，建立了一套评分系统来评估初次手术的质量（quality of initial surgery，QOIS）。246例患者中，130例接受了腹腔镜下再分期手术，116例仅接受了化学治疗。随访时间为4~148个月（中位数为72个月）。手术组和化学治疗组的5年总生存率（overall survival，OS）分别为87.5%和74.7%。多变量分析表明，组织学分级是一个独立的无复发生存率（recurrence-free survival，RFS）和总生存率预测指标。最初是通过不完全手术治疗的早期上皮性卵巢癌患者，建议仅对初次手术的质量评分低和组织学不佳的患者进行再手术。Leblanc等于1991—2001年对42例初次手术后行腹腔镜下再分期手术，除了1例发生粘连外，其余患者均成功完成腹腔镜下手术，手术时间平均为238分钟，术后住院时间平均为3.1天，仅1例因并发症需中转开腹，8例（19%）患者分期均提高而给予化学治疗。在中位随访54个月后，34例患者存活的诊断为ⅠA期，1~2级患者中有3例复发并死亡。

（三）腹腔镜在早期卵巢恶性肿瘤手术中的应用

对于卵巢上皮恶性肿瘤全腹腔镜手术的可行性和可靠性尚有争议。Chyi-Long探讨腹腔镜Ⅰ期卵巢癌分期的可行性及生存结局。对2002年1月—2014年12月行腹腔镜下Ⅰ期卵巢癌分期手术的患者进行回顾性分析。24名患者的平均年龄为（43.9±9.9）岁，平均体重指数为（24.0±3.8）kg/m²，12例（50%）患者在ⅠA期，12例（50%）患者在ⅠC期。平均手术时间为（306.4±98.5）分钟，平均失血量为（204.2±188.6）mL。切除盆腔淋巴结和腹主动脉旁淋巴的中位数分别为20个和4个。1例（4.1%）患者术中发生肠损伤，另外1例（4.1%）患者术后发生肾盂积水。在中位随访31.5个月中，总生存率为95%。由训练有素的妇科肿瘤专家进行的腹腔镜是治疗早期卵巢癌一种理想的手术方式。Bogani等探讨腹腔镜手术治疗早期上皮性卵巢癌的有效性和安全性，总共纳入3065例患者，结果显示腹腔镜分期比开腹手术手术时间、住院时间更短，术后并发症发生率较低，两组生存率无明显差异。同时，Melamed使用对照试验评估腹腔镜下分期与临床Ⅰ期上皮性卵巢癌患者生存的关系，纳入2010—2012年所有临床接受上皮性卵巢癌手术分期的Ⅰ期妇女，使用倾向性方法将计划腹腔镜分期的患者与剖腹手术的相似患者进行匹配，在4798例符合条件的患者中，有1112例（23.2%）接受了开腹手术，其中190例（17%）转为开腹手术。在倾向评分匹配后，接受计划腹腔镜与开腹分期的患者死亡时间无差异（危险比为0.77，95%CI0.54~1.09；P=0.13）。腹腔镜手术与开腹手术对Ⅰ期上皮性卵巢癌患者的生存率无明显影响。因此，多数学者认为临床表现为Ⅰ期患者行腹腔镜下分期手术是安全及全面的，生存结果是可接受的。但缺乏随机多中心对照研究资料来支持将腹腔镜下手术作为早期卵巢恶性肿瘤处理的临床常规操作。

需要强调的是，疗效与病例选择及手术操作密切有关，如用取物袋完整取出肿瘤；先结扎肿瘤血管；采用附件切除而不是卵巢肿瘤剥除；应避免肿瘤破裂；若冷冻切片证实恶性肿瘤，需行全面分期手术。

（四）腹腔镜在晚期卵巢恶性肿瘤治疗中的应用

理想肿瘤细胞减灭术可提高肿瘤细胞对化学治疗的敏感性，明显改善患者的预后。能否行理想肿瘤细胞减灭术取决于肠及肠系膜转移的范围、横膈浸润的范围、从腹腔动脉到肝蒂之间腹膜浸润的范围。腹腔镜具有图像放大作用使得转移及复发病灶更易看见，能更好地观察到上腹部、横膈及肝、脾表面，可使那些无法完成理想肿瘤细胞减灭术的患者免受开腹手术的痛苦。对于晚期患者，进行探查性腹腔镜后，选择合适病例进行剖腹肿瘤细胞减灭术。Fleming等评估腹腔镜探查对晚期卵巢癌患者的分诊效果，从2013年4月—2016年12月，前瞻性的地对疑似晚期卵巢癌患者进行腹腔镜评估，以确定肿瘤手术的可切除性。不能手术或远处转移的患者接受新辅助化学治疗。621例被认为患有晚期卵巢癌的患者接受了评估，488例患者符合纳入标准。215例患者接受腹腔镜评分，其中125例预测指数值小于8，84例预测指数值大于或等于8。初始手术治疗组88％的患者和新辅助化学治疗组74％的患者肿瘤细胞减少未导致总残余病变（R0切除）。在接受新辅助化学治疗的患者中，初次手术组的无进展生存期为21.4个月，而接受新辅助化学治疗组的无进展生存期为12.9个月（P＜0.001）。腹腔镜分诊评估为晚期卵巢癌患者的治疗提供了个性化的方法，并在肿瘤手术中实现了较高的完整手术切除率。另外，也有学者将腹腔镜探查结果建立预测模型，能很好地预测哪些晚期患者无法达到理想肿瘤细胞减灭术。因此，腹腔镜在评估晚期卵巢恶性肿瘤患者是否可行满意肿瘤细胞减灭术有一定的临床价值，对于镜下判断不能行肿瘤细胞减灭术的患者可避免了不必要的开腹手术，可尽早开始化学治疗。但应当看到的是，腹腔镜在晚期卵巢恶性肿瘤治疗中的应用仅适用于判断晚期患者能否行理想肿瘤细胞减灭术，尚未有进行理想肿瘤细胞减灭术的大宗病例报道。

（五）腹腔镜手术在卵巢恶性肿瘤治疗中应用面临的问题与挑战

1.穿刺部位恶性肿瘤细胞种植和CO_2气腹促进恶性肿瘤的扩散转移

腹腔镜套管针穿刺部位术后出现恶性肿瘤细胞种植和生长、CO_2气腹促进恶性肿瘤扩散转移的现象是妇科恶性肿瘤腹腔镜手术治疗过程中最为担忧的并发症，也是腹腔镜用于卵巢恶性肿瘤手术治疗的最大争议点。有研究表明，所有妇科恶性肿瘤手术中穿刺孔转移的发病率是2.3％，穿刺孔转移的发生与大量腹水及广泛的腹腔病变有关。进展期卵巢恶性肿瘤患者腹腔镜检查后穿刺部位转移率高，但这组患者预后并不差。腹腔镜检查可用于进展期卵巢的恶性肿瘤诊断，排除其他原发肿瘤，以便将患者送到三级治疗中心就诊。

2.腹腔镜手术自身的限制

腹腔镜手术有应用方便和微创的特点，但是缺乏直接触诊检查，随着卵巢恶性肿瘤分期的进展，一些固定包块的出现及在一定解剖空间后面隐藏的恶性肿瘤性粘连、腹膜后淋巴结肿大情况都不能通过单纯腹腔镜检查了解。已有学者报道，手术辅助腹腔镜下手术（hand-assisted laparoscopic surgery，HALS）可弥补这些缺点。HALS出血量、住院时间、术后并发症均少于开腹组，认为HALS对于盆腔包块是一种安全可行的选择，可用于卵巢恶性肿瘤的初始治疗及铂类敏感的、影像学检查提示可切除的孤立复发灶患者。

虽然有更高端腹腔镜设备的出现及操作技术的成熟，但考虑到约70%的卵巢恶性肿瘤患者就诊时已为晚期，且易在盆腹腔内广泛种植、浸润、转移，加之腹腔镜手术自身的限制，因此，卵巢恶性肿瘤的腹腔镜手术目前仅限应用于如下情况：

（1）早期患者的全面分期手术。

（2）再分期手术。

（3）盆腔肿物性质的鉴别诊断。

（4）晚期患者是否可行满意肿瘤细胞减灭术的术前评估。

尽管资料显示，从技术及安全性而言卵巢恶性肿瘤腹腔镜手术是可行的，但缺乏循证医学的证据证实其可靠性，因此需开展多中心随机对照研究来证实这些结论。

第四节　妇科肿瘤单孔腹腔镜手术的专科护理

一、概述

妇科肿瘤在临床中较为常见，包括子宫肌瘤、宫颈癌、卵巢肿瘤等诸多疾病类型，其危害较大，临床上一般采取手术进行治疗。传统外科手术在治疗过程中，对患者的恢复起到了一定的作用，但这种传统的开放性手术依然存在较大的弊端。因此，尽可能地减少临床手术造成的不必要损伤，减少医源性损害，使外科手术更趋于完美，成为临床医师需要着重考虑的问题。20世纪80年代，腹腔镜技术在人类追求微创手术的潮流中问世，从此，微创外科开辟了新的历史时代。

随着妇科微创技术及手术器械的发展，腹腔镜手术已经广泛应用于大多数妇科手术中。传统的多孔腹腔镜技术伤口小，且并发症少，术后恢复较快，可满足大多数患者的需求，越来越受妇科医师及女性患者青睐，因此传统多孔腹腔镜逐渐成为妇科良性肿瘤的标准术式。随着人们对美的无限追求，要求在保证治疗效果的同时，术后腹壁的伤口越来越小，甚至无腹壁伤口，经自然腔道内镜手术（natural orifice transluminal endoscopic surgery，NOTES）的概念顺势而出。脐部为人体天然瘢痕，不同种族、不同人群的脐部特征差异很大。脐部皮肤较隐匿，小范围的改变不易引起人们的注意，这些特点为经脐入路无瘢痕手术的研究提供了前提条件。经脐单孔腹腔镜手术（umbilical laparoendoscopic single-site surgery，U-LESS）并不算真正意义上的经自然腔道内镜手术，是指将脐部做的一个手术切口作为手术入路点，通过自制或专用单孔多通道设备将手术操作器械置入腹腔完成手术操作。脐部切口通常为2～3cm，相对较大，因此手术过程中切除组织也可通过脐部单孔道取出。该术式方便快捷，被视为更为微创的手术方式。经脐单孔腹腔镜手术符合妇科手术的微创理念，得到了越来越多的妇科医师关注，在保证治疗效果、减少手术瘢痕、减轻疼痛、促进康复的基础上，提高了患者术后生活质量，减轻了患者术后疼痛，更好地促进了患者术后康复。

二、专科护理要点及原理

妇科单孔腹腔镜因其创伤小、出血少、手术效果好、术后痛苦轻、恢复快、住院时间短、切口美观等优点，已被越来越多的妇科患者所接受，成为妇科患者手术中常见的操作技术之一。但是由于妇科手术的复杂性、操作视野的限制、手术中需要灌入CO_2及使用麻醉药等原因，患者术后常出现恶心、呕吐、腹胀、肩背酸痛等并发症，导致患者术后舒适度降低。虽然单孔腹腔镜手术优点很多，但患者在手术过程中仍然要经历麻醉和创伤的刺激，手术前后还会面临一些问题。与普通开腹手术和多孔腹腔镜手术方式不同，单孔腹腔镜手术的围手术期护理要求难度增加。

循证护理，又称实证护理或求证护理，其核心思想是护理人员运用当前所获得的最佳依据，结合护理人员的专业技能和临床经验，考虑患者的价值和愿望，制定出适合患者个体需要的完整的护理方案。妇科单孔腹腔镜围手术期护理是以循证护理实施中的建立循证问题及循证实践为主线，将循证护理方法应用于妇科腹腔镜患者，旨在为患者提供身心整体护理。充分的术前准备可以增加患者的手术耐受性，精心的术后护理可以预防和降低腹腔镜手术并发症，使患者以最佳状态顺利度过围手术期，促进患者早日康复。

三、专科护理的全程管理

（一）术前护理

1.术前评估

（1）年龄、婚姻状况、文化程度。

（2）既往史，包括月经史、生育史、手术史、既往内科疾病、过敏史。

（3）术前诊断。

（4）所患疾病的临床表现，现存的问题。

（5）对手术是否了解，包括手术方式、手术前后的注意事项等。

（6）社会心理问题。

（7）患者的一般情况，包括饮食、睡眠、休息、排泄等，特别是患病和住院后有无异常，术前准备有无特殊注意事项，能否手术。

2.心理–社会支持

主动和患者及其亲属沟通，讲解疾病相关知识，手术目的与方法，麻醉方法等；及时为患者及其亲属解答疑难，讲解手术前后的配合与注意事项；有经济顾虑者应告知手术所需的费用；关心、鼓励和支持患者；指导亲属对患者进行科学有效的照料。

3.遵医嘱执行手术前检查与检验

全身检查、妇科检查、宫颈脱落细胞学及阴道分泌物检查。

4.皮肤护理

（1）术前一日备皮，备皮范围上至剑突，下至耻骨联合，旁至腋中线，剃去皮肤汗毛，注意勿损伤皮肤，先用肥皂水擦洗腹部皮肤，再用热水擦洗干净。避免术后的伤口感染。

（2）脐部清洁：先用消毒棉签蘸肥皂水使脐孔内的污垢软化，再用生理盐水轻柔清洗脐部，使其完全干净，最后用0.5%的碘伏棉球消毒脐孔。

（3）告知患者术前一日沐浴，做好个人卫生。

5.肠道准备

术前给予清淡、易消化食物，禁食易产气食物，如牛奶、豆浆等，当晚应进流质食物。术前服用泻药清洁肠道，直到排出水样稀便，必要时20：00及手术当日5：00各清洁灌肠1次，以免胃肠道胀气影响手术视野而妨碍手术操作。术前6～8小时禁食、禁饮，以免手术中因恶心、呕吐发生窒息及吸入性肺炎，防止术后腹胀。

6.阴道准备

一般在术前1～3天用1%的碘伏擦洗宫颈及阴道，每日1～2次；甲硝唑0.4g阴道上药，每日1次进行阴道准备。术前2日护士指导患者于晚上睡觉前将聚维酮碘乳膏1支注入阴道深处宫颈区，每日1次；手术前30分钟用聚维酮碘棉球阴道擦洗1次，彻底清除阴道内分泌物和脱落的上皮细胞。

7.常规准备

术前戒烟、戒酒，注意保暖，避免感冒，指导患者正确咳嗽、咳痰的方法，保持呼吸道通畅，利于术后呼吸道分泌物的排出，减少肺部感染。指导患者床上使用大、小便器，以适应排便方式的改变。

8.术前晚药物准备

口服适量地西泮，以保证充足的睡眠，使患者处于安静状态。

9.放置尿管

一般于手术当日早晨留置导尿管并接引流袋持续开放，使膀胱处于空虚状态，以免术中穿刺套管针损伤膀胱。

10.术前30分钟准备

遵医嘱执行术前医嘱，常规肌内注射苯巴比妥0.1g，阿托品0.5mg，携带病历用手术车将患者送往手术室。

（二）术中护理

（1）协同手术医师、麻醉医师完成不同时段患者安全核查并签字记录。

（2）关心、体贴患者，减轻患者紧张、恐惧等心理问题。

（3）协助患者调整手术体位，固定四肢并放置肩托，腿下垫好海绵垫，扎好绑腿带，根据病情保暖并保护骨突处。头低足高位、膀胱截石位是妇科腹腔镜最常见的手术体位。

（4）术中严格执行消毒隔离制度和无菌技术操作，调试好腔镜设备，保证各条线路的正常使用，维持腹腔内CO_2的正常压力。

（5）了解患者的病情，特殊化验、检查的阳性结果，术中严密观察患者病情变化，配合手术医师及麻醉医师及时处理。

（6）根据医嘱，正确用药及输血。

（7）积极配合手术医师，清点术中纱布、器械等各种物品无误。

（8）手术结束后，协助医师对患者术中留置各种引流管道的名称、深度做好标记，检查是否通畅。

（9）根据病情及医嘱，及时稳妥护送患者至麻醉恢复室、ICU或病区。

（三）术后护理

（1）做好术后护理评估，包括手术情况如手术方式、术中出血、输血、麻醉等；神志、生命体征情况；疼痛及症状管理、切口引流情况；自理能力和活动耐受力；营养状况；心理状态；用药情况，药物的作用及不良反应；安全管理。

（2）术后患者的搬移。尽量平稳，减少震动，注意保护伤口、引流管、输液管，防止滑脱或受污染。

（3）卧位。麻醉未清醒患者应有专人陪护，去枕平卧，头偏向一侧。脊椎麻醉（腰麻）、硬膜外麻醉患者术后需平卧6小时，当患者麻醉恢复，血压平稳，术后一般可取半卧位或坐位。

（4）遵医嘱给予心电监护，监测患者生命体征并记录。密切观察患者生命体征的变

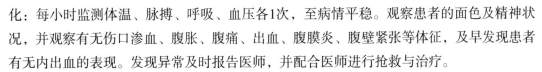

化：每小时监测体温、脉搏、呼吸、血压各1次，至病情平稳。观察患者的面色及精神状况，并观察有无伤口渗血、腹胀、腹痛、出血、腹膜炎、腹壁紧张等体征，及早发现患者有无内出血的表现。发现异常及时报告医师，并配合医师进行抢救与治疗。

（5）管道护理：保持各种引流管的通畅，防止扭曲、受压、阻塞；妥善固定防止脱落；及时观察引流液的性质和量并记录。顺向挤压引流管，避免被血凝块阻塞，同时观察引流液的性质、量及引流的速度，若引流量短时间内超过100mL，且颜色鲜红，应考虑出血，立即通知医师。

（6）观察手术伤口有无渗血、渗液，敷料有无脱落及感染等情况，保持伤口部位的清洁干燥。

（7）保持呼吸道通畅，及时清理呼吸道分泌物，遵医嘱给予氧气吸入。

（8）遵医嘱给予静脉输液治疗。

（9）定时为患者翻身，观察患者的皮肤情况，杜绝压疮的发生。

（10）鼓励患者下床做轻微的活动，增加肺通气量，有利于气管分泌物排出，减少肺部感染；并促进肠蠕动及胃肠功能恢复，减轻腹胀，避免尿潴留、下肢深静脉血栓形成等术后并发症的发生。避免剧烈活动或搬动重物，以免损伤伤口部位肌肉。

（11）术后恢复饮食的时间根据手术的大小及性质决定。术后无明显恶心、呕吐、腹胀、腹痛；肠道功能恢复后，可进少量饮食，注意规律进食，确保定时定量，少食多餐，勿暴饮暴食。一般先以流食为主，逐步添加其他食物，食物应尽可能选择清淡、易消化、低脂、高蛋白、高维生素类饮食，建立良好的饮食习惯，戒烟酒，忌辛辣刺激性食物，忌油腻、煎、炸及含脂肪多的食品，如肥猪肉、奶油、黄油、油酥点心等。

（12）腹腔镜术后常见并发症及护理：

①咽喉部不适：术中全身麻醉时气管插管会损伤气管黏膜，增加患者不适，导致患者术后常感到咽喉部疼痛、咳嗽、痰多。鼓励患者早下床活动，嘱患者6小时后深呼吸、多饮水，必要时口服含片及祛痰药，用生理盐水10mL加入糜蛋白酶5mg、庆大霉素8万U和地塞米松5mg做超声雾化吸入。

②恶心、呕吐：呕吐是腹腔镜术后最常见的症状，一般多为中枢性和反射性呕吐。腹腔镜后早期呕吐原因：麻醉药物所致；术中静脉滴入的一些药物如芬太尼等，可刺激呕吐中枢引起呕吐；腹腔镜手术时腹腔镜灌注大量二氧化碳及手术本身的刺激干扰胃肠道功能；术后应用甲硝唑等药物引起的胃肠道反应；术后应用哌替啶等镇痛药，也可引起恶心、呕吐。因此，护理人员要及时观察和记录呕吐物的量、颜色、次数及持续时间，同时要保持患者呼吸道的通畅，协助患者呕吐清洁口腔，防止呕吐物被吸入气管和肺里，造成吸入性肺炎。

③肩背酸痛：腹腔镜手术中灌入的CO_2经腹膜吸收后使体内形成酸性环境，刺激膈肌

和膈神经引起术后肩背和上腹部疼痛，通常这种现象会在术后第4～5天逐渐消失。在此期间应指导患者术后在床上翻身、做保健操，方法为：患者平卧床上，双手交叉于脑后，伸举双上肢；双手置于身体两侧，伸直抬腿；双掌分别撑住身体两侧床铺，双腿平放，尽量使腰部离开床铺；做膝胸卧位，有效缓解肩背酸痛。

④腹胀：腹腔镜手术中需建立CO_2人工气腹导致术后残留气体使腹腔压力升高，加上手术中常用气管插管、吸入复合麻醉使胃肠蠕动受抑制、术前插胃管、肠道准备不充分、术后疼痛呻吟等原因，导致患者术后腹胀。遵医嘱进行足三里穴位注射，指导患者术后返回病房后咀嚼口香糖均能促进患者肠蠕动和肛门排气，减轻患者腹胀，还可预防肠粘连、肠梗阻，消除口干、口臭等。

⑤术后疼痛：腹腔镜手术切口小，术后疼痛较轻，一般患者可以耐受。对个别疼痛明显者，应及时判断是否有出血等并发症，并及时通知医师查房。置管引流者应观察引流液的颜色、性质，一般引流液不多于50mL/d，颜色淡红，多是术中腹腔冲洗液所致，如发现引流液增多，颜色鲜红等异常情况出现，应及时通知医师。

⑥直立性低血压：这是腹腔镜手术患者术后常见并发症之一。指导患者通过逐渐抬高床头、对抗性动作练习、首次起床前组合动作练习，有效促进脑血管对血流的自动调节，增加血管低灌注压的耐受力。肌肉有节奏的收缩练习可有效加快血液回心速度，避免下肢血管床迅速过度扩张，使患者脑组织对缺血有一逐步适应的过程。

⑦穿刺口出血：腹腔镜手术穿刺口出血多在刺鞘拔除后，压迫作用消失而创可贴粘贴不牢所致的穿刺孔渗血。要特别注意脐窝处，渗血容易存在脐窝处，并且术后常用腹带于手术区加压包扎，因此穿刺孔渗血不易被发现，需要用手按一下。如果发现血液渗透敷料，要及时更换敷料，并加压包扎。如果切口渗血多，应警惕有内出血的可能，及时通知医师，不能因没有腹壁切口而忽略对腹壁穿刺孔的观察。

⑧穿刺孔愈合不良：一方面可能与残存在器械上的醛类消毒剂对穿刺孔刺激有关，另一方面与术前皮肤清洁消毒不严有关。因此，术前要进行皮肤准备，尤其是清洁脐孔，既要彻底清除脐内污垢，又要保证脐内皮肤完好无损。可先用少量肥皂水倒入脐孔浸泡，备皮后用消毒棉签擦干脐孔，再依次蘸取液状石蜡油和碘伏擦拭脐孔。术后密切观察穿刺孔的生长情况，注意有无渗血、渗液，并保持穿刺孔的清洁干燥。

⑨皮下气肿：皮下气肿多见于肥胖患者，因腹壁穿刺口过大、手术时间过长、气腹针头中的CO_2气体漏至皮下造成皮下气肿，气腹针头穿入大网膜会造成网膜气肿。皮下气肿表现为局部捻发感。大量皮下气肿，通常给予吸氧2～3L/min，持续6小时，促进皮下气肿的吸收。若为少量皮下气肿，一般2～3天可自行吸收，无须特殊处理。

⑩下肢静脉血栓：流行病学调查显示，2/3首发静脉血栓的形成原因包括手术、癌症、固定及其他一些可能原因。术后遵医嘱给予脉冲气压治疗仪治疗，嘱患者术后早期活

动双下肢。ERAS理念要求患者术后尽早下床活动，因其能促进切口部位血液循环，加速下肢静脉回流，减少术后深静脉血栓形成。根据Caprini血栓风险评估量表针对评分23分的患者手术前2～12小时开始予以低分子量肝素或肝素预防性抗血栓治疗，并维持至出院或术后14天，同时联合应用间歇性充气压缩泵或穿弹力袜等物理治疗措施。

⑪神经损伤：手术中体位安置不当压迫神经或肢体过度伸展，均可使神经受损。取膀胱截石位者下肢受压时间过久易导致腓神经损伤；上肢过度伸展、肩托的压迫可导致臂丛神经的损伤。患者回病房后，指导其加强肢体被动活动，防止神经损伤。

四、心理护理的全程管理

妇科肿瘤是较为常见的外科疾病，采用外科手术治疗是清除病灶，彻底治愈妇科肿瘤的主要手段。患者得知病情后，对于预后状况的忧虑及手术治疗的恐惧，会产生不同程度的心理应激反应，导致交感神经张力增加，激素水平紊乱。当心理应激反应过于强烈时，可能引起严重的生理应激反应，若未及时疏导，将不利于手术顺利开展及术后康复。另外，妇科肿瘤手术在女性生殖器官部位造成创伤，可能产生功能与结构变化，患者会出现不同程度的心理负担。调查发现，90%以上的手术患者会产生不同程度的焦虑、紧张、抑郁等情绪，特别是恶性肿瘤患者，其负性情绪程度更严重。严重的手术心理应激反应会削弱机体生理储备，表现为心肌供氧与耗氧失常、免疫力下降、血液凝固性增加、应激性胃溃疡等。手术前心理应激反应过度还可能导致患者睡眠质量下降，疼痛敏感度增高等。手术生理应激与心理应激会产生相互作用，影响免疫功能，且心理应激从术前持续至术后很长时间。单孔腹腔镜手术是近几年新兴的手术技术，对绝大部分患者来说比较陌生，多数患者及其家属听到单孔腹腔镜手术，不知道手术究竟怎么实施、医师如何参与，从而产生观念上的错误，极大地增加了患者的紧张和焦虑，造成不必要的心理困扰。因此，在妇科肿瘤患者围手术期实施有效的心理护理，帮助患者保持良好的心理状态是确保手术及麻醉顺利进行的关键。

（一）术前心理护理

1.创造良好的环境

患者入院后，热情接待，并介绍医院的环境、主管医师、护士，消除患者紧张、陌生感，尽量满足患者的需求。护士应当努力为患者及其家属分担忧愁，给患者提供安全、舒适的住院条件。

2.建立良好的护患关系

良好的护患关系是心理护理的必要条件。尊重患者，经常与患者接触交谈，了解其思想情况。耐心解答患者提出的各种问题，态度和蔼，热情大方，使患者获得亲切感和安全感。另外，护理人员整洁端庄的仪表、敏捷熟练的操作技术可增加患者的信任感。

3.发挥家庭支持作用

做好家属的工作，患者家属良好的心理支持作用可使患者得到安慰和支持，从而摆脱顾虑，增强战胜疾病的信心。

4.消除患者恐惧心理

向患者介绍手术前各种检查、准备的目的，手术的大致过程，手术的安全性及必要性、手术医师的技术水平、麻醉的方式，术中及术后可能会出现的异常情况及处理方法，术后如何克服伤口疼痛及早期下床活动的意义，帮助患者正确对待手术，积极配合治疗。另外，向患者介绍手术室的情况、麻醉的体位、手术中使用的无影灯，消除患者对手术室陌生环境的恐惧感。重点告知患者及其家属单孔腹腔镜联合手术有创伤小、恢复快，兼有诊断及治疗作用的优点，从而增加患者的信心。

5.术前访视

建立良好的医患关系，针对患者的年龄、职业、文化程度、性格和疾病等情况，采取不同的护理方法，对患者进行耐心细致的宣传教育，使其明白手术的重要性和必要性；介绍手术医师的情况，使患者信赖医师，明白医护人员与患者的愿望是一致的；委婉介绍所患疾病的特点、预后及对生活质量的影响；针对患者心理顾虑的原因，进行心理疏导，让其对手术成功充满信心，密切配合治疗护理。

6.术中陪伴

对于恐惧、焦虑程度严重的患者，要陪伴其进入手术室，直至患者麻醉成功，以增加其安全感。

7.术后心理护理

术后患者安返病房后，往往对手术给自己的改变表现出茫然、害怕、逃避、焦虑、沮丧，甚至恐惧的情绪，术后良好的沟通交流能很大程度上缓解和减轻这些不良情绪，从而使患者更好地配合治疗和护理，达到身心愉悦和康复。

（1）提供良好的环境：包括光线、温度、噪声、整洁度、隐蔽性等。可进行术后指导：着重介绍术后的注意事项，手术后可能出现的一些不良反应及自己可以处理的方法；根据患者的病情鼓励其早下床、早活动，认真细致指导患者术后饮食，对出现并发症的患者，勤交流，使其了解并正视并发症，增强康复信心。

（2）解除忧虑心理：进行女性生殖系统解剖知识和性知识的教育，首先让患者简单了解生殖系统解剖知识和一般的性知识。受传统民族文化的影响，患者对于性问题既敏感又难以启齿。针对年轻患者及文化程度较高的患者最为敏感的特点，特别是对于卵巢切除的患者，应当告知她们，即使切除了卵巢，其他分泌器官如肾上腺也可分泌少量的雌激素及较多的雄性激素，后者可在外周组织芳香化生成雌激素，可以维持女性特征及性生活的

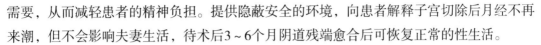

需要，从而减轻患者的精神负担。提供隐蔽安全的环境，向患者解释子宫切除后月经不再来潮，但不会影响夫妻生活，待术后3~6个月阴道残端愈合后可恢复正常的性生活。

（3）对患者丈夫的心理护理：消除患者丈夫所持不正确观点，向患者丈夫说明子宫、卵巢手术后，性生活美满与否的关键因素之一是丈夫对妻子的态度，鼓励其给予妻子更多的爱与关怀。

（4）未生育患者的心理护理：做好未生育患者的心理护理，对那些担心手术后没有小孩会影响夫妻感情的患者，要帮助她们消除思想顾虑，不断地从各个方面充实自己，丰富自己的生活，从而协调夫妻关系和加深夫妻感情。

（5）消除自卑心理，树立战胜疾病的信心：护理工作者多关心照顾患者，做好耐心细致的解释和开导工作，要让患者懂得生活的意义，为了事业和家庭去治疗疾病，战胜疾病；介绍同种疾病患者的治愈情况，若能邀请已治愈的患者现身说法，则更能鼓励患者增强其治疗信心。

（6）指导家属积极参与：协助安排患者的日常生活及治疗，使其保持愉快的心情配合治疗。另外，单位领导、同事、亲戚、朋友对患者的关心也是很重要的，到病房看望患者，了解患者情况，并积极创造条件支持患者治疗，会让患者体会到温暖，消除悲观、绝望心理，重新塑造自我。

五、单孔腹腔镜手术实施快速康复外科在护理中的应用

为改善外科患者预后，提供更优质的医疗服务、优化医疗资源配置，加速康复外科的新治疗模式应运而生。该理念是指在术前、术中及术后采用各种有循证医学证据证明有效的方法，降低外科手术的创伤应激反应、提高手术安全性、减少术后并发症，尽量减少患者的不适感、减少组织创伤进而提高患者满意度，缩短住院时间，达到加速康复的目的。在妇科领域，尤其国内，ERAS尚未得到充分重视，相关研究报道较少，故将ERAS概念应用于妇科肿瘤手术，有效地促进妇科手术患者的术后康复是妇科医师尤为关心的问题。为规范总结加速康复外科在妇科领域的有效应用，2006年，国际加速康复外科协会拟定了加速康复外科在妇科/妇科肿瘤领域的应用指南。2016年，《妇科及妇科肿瘤加速康复外科指南》为全球妇科手术领域加速康复外科的应用奠定了良好的基础，近年来，加速康复外科在国内已被部分学者应用于妇科领域，并取得积极效果。

妇科肿瘤是女性常见疾病，可发生于生殖器官的任何部位，近年来，随着人们生活水平的提高和饮食结构的改变，妇科肿瘤的发病率呈逐年上升趋势，极大地危害了女性的身体健康和生活质量。手术是治疗妇科肿瘤的主要方式，手术应激是影响预后的关键因素，可影响多器官功能，包括促进蛋白质分解代谢、导致血栓形成，降低患者免疫功能、加重心血管和呼吸系统负担及抑制胃肠道功能等，手术中引起的创伤、失血、低温、术后

疼痛、长期卧床等引起的应激反应是导致术后并发症发生的重要病理生理基础，减少手术应激反应是加速康复外科理念的核心原则，而微创手术操作是核心措施之一。随着临床医疗技术的不断发展、进步和腹腔镜手术技术的提高，大多数妇科肿瘤手术可在腹腔镜下进行。而相对于传统开腹手术，腹腔镜手术的优势在于：

（1）手术创伤小、恢复快，无明显手术瘢痕，不影响美观的同时术后并发症发生率低，对生殖系统的功能影响较小。

（2）可同时进行手术，确保盆腔创面的彻底止血。

（3）能有效减轻术后疼痛、避免腹壁切口的感染、患者恢复快、住院时间短等优点。国外现有研究表明，加速康复外科在妇科良性疾病的手术治疗中已取得良好效果，越来越多的临床证据表明加速康复外科也可安全应用于腹腔镜下恶性肿瘤手术患者。故逐渐被广大女性患者所接受，基本取代了绝大部分传统开腹及阴式手术成为妇科肿瘤临床治疗中的首选手术方式。虽然单孔腹腔镜微创手术创伤小，但手术后期仍存在并发症发生风险，延迟康复进程，故需对围手术期护理工作进行优化，满足临床需求。

根据2016年国际加速康复外科协会制定的加速康复外科在妇科及妇科肿瘤领域的应用指南，围手术期护理也有了长足的发展，逐步形成了单孔手术的快速康复围手术期护理方法。具体如下：

（1）入院进行宣教并发放宣传手册、播放多媒体信息，评估确定进入加速康复外科路径，告知患者及家属加速康复外科内容；介绍手术及麻醉过程，如何控制疼痛、缓解焦虑、何时出院等信息；嘱患者行肺功能锻炼；讲解如何进行有效咳嗽、排痰；介绍如何预防误吸及术后进食；减轻患者的精神压力。进行术前营养评估与个体化营养支持。

（2）术前指导患者至少术前1周开始自行进行肠道准备，术前晚不行常规灌肠；术前6小时禁食固体，术前3小时禁食液体，术前2～3小时口服10%葡萄糖溶液250mL；术前30分钟采用静脉镇痛药（氟比洛芬酯），防止痛觉过敏及减轻术后疼痛；采用低分子量肝素预防静脉血栓；采用甲硝唑氯化钠溶液预防感染。除特殊患者，不推荐常规术前麻醉用药（镇静及抗胆碱药）；紧张型患者，予以短效抗焦虑药。

（3）术中留置尿管；穿抗血栓弹力袜；采用全身麻醉，应用短效制剂维持麻醉；行腹腔镜手术（单孔或多孔）；根据术中情况留置腹腔引流管；应用加热保温毯保持温度在37℃，围手术期维持中心体温>36℃。

（4）术后，患者返回病房后，予以保暖、吸氧、监测生命体征；神志清醒后可垫枕头、翻身活动、摇高床头；清醒后无恶心、呕吐情况即可饮少量温开水，6小时后口服流食或半流食，限制静脉输液量；有呕吐风险的患者预防性使用止吐药及改变体位（头抬高40°～50°，足抬高30°）；给予低分子量肝素预防静脉血栓形成；咀嚼口香糖及超短波物理治疗，促进排气；给予镇痛药物（氟比洛芬酯），并同时选用静脉镇痛泵；由护士记录疼痛评分；行抗炎、营养支持治疗。无特殊情况者，术后6小时拔除导尿管，根据引流量酌情拔除引流管。研究表明，妇科手术前半小时预防性使用抗生素能有效降低术中及术后感染风险，该项策略目前在我国三甲医院实施率已达85.5%，得到外科临床医师的普遍认可。

参考文献

[1]宋丽娜.现代临床各科疾病护理[M].北京：中国纺织出版社，2022.136.

[2]李学礼.外科疾病诊治基础与临床进展[M].西安：世界图书出版西安公司，2022.64.

[3]赵秀瑶.现代外科常见病与微创手术[M].哈尔滨：黑龙江科学技术出版社，2022.212.

[4]贾宝欣.脊柱常见疾病的微创治疗[M].长春：吉林科学技术出版社，2022.106.

[5]梅雪.现代临床普通外科疾病诊疗学[M].长春：吉林科学技术出版社，2021.59.

[6]李志刚.上海市胸科医院食管癌外科临床手册[M].上海：上海交通大学出版社，
2021.105.

[7]田凯华，沈毅，矫文捷.实用肺癌外科重点和难点[M].北京：科学技术文献出版社，
2021.52.

[8]孟凡龙.现代实用骨科基础及临床诊疗[M].青岛：中国海洋大学出版社，2020.54.

[9]范卫君，翟博.肝脏肿瘤消融治疗[M].北京：人民卫生出版社，2019.53.

[10]李力，贺红英.单孔腹腔镜妇科肿瘤手术实践[M].北京：人民卫生出版社，
2021.134.

[11]章志霞.现代临床常见疾病护理[M].北京：中国纺织出版社，2021.153.

[12]张代蓉.现代外科常见病护理进展[M].上海：上海交通大学出版社，2023.157.

[13]王华芬，胡斌春，邵乐文.临床护理技术规范：外科护理[M].杭州：浙江大学出版
社，2022.78.

[14]王湘艳.外科护理[M].重庆：重庆大学出版社，2023.8.